Hans Lauber

Fit
wie ein **Diabetiker**

So besiegen Sie Ihren Lifestyle-Diabetes

Bibliografische Information der Deutschen Bibliothek

Die Deutsche Bibliothek verzeichnet diese Publikation in der Deutschen Nationalbibliografie; detaillierte bibliografische Daten sind im Internet über <http://dnb.ddb.de> abrufbar.

ISBN 978-3-87409-470-2

Hinweis zur aktuellen Ausgabe: Die seit der urspünglichen Ausgabe überarbeiteten und ergänzten Passagen stehen in grüner Schrift (siehe Seite 3).

4. überarbeitete Auflage 2009
Alle Rechte vorbehalten
© Verlag Kirchheim + Co GmbH
Postfach 25 24, 55015 Mainz
www.kirchheim-verlag.de

Mein Weg – Ihr Weg. Der Weg!

Nie hätte ich mir das träumen lassen: Dass „Fit wie ein Diabetiker" mit bald 40 000 verkauften Exemplaren einmal zu den meistverkauften deutschen Diabetes-Büchern gehören wird. „Sie sind kein Arzt, sind kein Ernährungswissenschaftler" lauteten 2002 die gängigen Argumente. Sie sind widerlegt: Von den Lesern, die meine Bücher kaufen, die mir viele hundert Male geschrieben haben. Aber auch bei den Experten ist die in „Fit wie ein Diabetiker" beschriebene Lauber-Methode aus Messen! Essen! Laufen! längst akzeptiert. Ich bin seit Jahren Beiratsmitglied der Deutschen Diabetes-Stiftung, halte Vorträge, gab den Anstoß zur Gründung der Stiftung „Motivation zur Lebensstil-Änderung – Chance bei Diabetes in der Deutschen Diabetes-Stiftung".

Wie ich es geschafft habe, meinen Lifestyle-Diabetes (so nenne ich den Typ 2) zu besiegen, das beschreibt dieses Buch – mit allen Rückschlägen, allen Umwegen, kleinen Erfolgen. Es ist diese Sicht eines Betroffenen, die anderen Betroffenen Mut macht, den Diabetes nicht als Schicksal, sondern als Chance zu sehen – um danach aus den Bausteinen meiner Methode einen eigenen Weg, nämlich Ihren Weg, zu suchen, um den Diabetes ganz ohne oder mit sehr viel weniger Medikamenten zu zähmen. Denn mehr denn je ist der eigenverantwortliche Umgang mit dem Diabetes nicht ein Weg, sondern „der Weg", um persönlich „fit wie ein Diabetiker" zu werden. Aber es ist auch der Weg für unsere Gesellschaft, um die explodierenden Kosten für den Lifestyle-Diabetes zu zähmen.

In dieser von mir kommentierten Neuauflage finden Sie meinen ursprünglichen Weg beschrieben – aber ergänzt um die Kenntnisse, die ich heute zu dem Thema habe, einschließlich einer Korrektur der Fehler, die ich auch gemacht habe. Alles, was grün gedruckt ist (wie etwa diese Einführung), ist neu hinzugefügt. So sehen Sie, wie meine Methode lebt. Und wie sie sich weiterentwickelt!

Inhalt

Diabetes Typ 2: Nur Eigenverantwortung hilft!
Professor Dr. med. Stephan Martin 9

Fit wie ein Diabetiker: „Aktueller denn je!" 13

Wendepunkte: Meine Diabetes-Geschichte in fünf Episoden 15

Messen

Was ist Diabetes? Lustloser Langerhans 21

Diabetes Typ-1/Typ-2: Disposition vs. Krankheiten 22

Wer hat Diabetes? Je ärmer, je gesünder 23

Diabetes-Folgen: Blind, impotent, Fuß ab 24

Sind Sie Diabetiker? Zehn Gewissensfragen 26

Genaueres wissen Ihr Arzt oder Apotheker 26

Dawn-Syndrom: Morgenstund hat Zucker im Mund 29

Sturm in der Blutbahn: Grippewarner Zuckeranstieg 29

Auf und nieder: Mein Zuckertagebuch 34

Messen lassen: Das Langzeitgedächtnis HbA$_{1c}$ 35

Mein Weg in den „Honigfluss" – mein Königsweg heraus 36

To do´s 39

Essen

Das Ziel: Diabetesfrei ohne Spritzen und Pillen 41

Der Weg: Die 2:1-Regel aus Essen und Laufen 41

Das Ergebnis: Der Körper richtet´s 42

Launische Diva Insulin 43

Wie essen? Sequentiell und High noonig. 44

Was essen? Mittelmeer, Regenbogen, Gefühl 45

Rollentausch: 1. Eiweiß 2. Kohlenhydrate 5. Fett 47

1. Eiweiß: Erster sein. 47

2. Kohlenhydrate: Je länger, je lieber 51

Glykämischer Index: Schießen! Fließen! Tröpfeln!. 53

Zucker: Wär er wieder Gewürz, wär's gut 55

5. Fett: Das fünfte Rad am Wagen 59

Frühstück: Früh fit gegen den späten Hunger. 60

Meine persönlichen Fitness-Favoriten. 63

Die sieben Todsünden 64

Wo kaufen? Small is beautiful. 66

Wo essen? Lieben Sie Luxus. 68

Fehlt was? Vitamine und Spurenelemente. 70

Geheime Gaben aus Gottes Garten?. 71

Turbo-Trinken! Turbo-Trinken! Turbo-Trinken! 72

Und der Alkohol? 74

Abnehmen – wegen keiner Diät 75

Schön schlank – Zehn Regeln. 77

Ein deutscher Holzweg: Diabetiker-Produkte 80

Werden Sie kein Asket 81

Fazit Essen: Fast alles, aber nur das Beste 82

So isst der Diabetiker: „Lifestyle-Diabetes-Adleressen" 83

To do´s 85

Inhalt

Laufen

Warum laufen? Gottes Wort 87

Warum laufen? Experten Wort 88

Warum laufen? Meine Erfahrungen 89

Lauf-Leistung: Werden Sie Kraftwerkbesitzer 90

Und der Unterzucker? 91

Den Startschuss gibt der Arzt 92

„Ich will aber lieber schwimmen" 93

Wann? Wo? Wie oft? Wie lange? 94

Wo ist kein Aufzug? 95

Technik. Kleine Schritte, große Wirkung 96

Laufen. Heute nicht – aber doch! 97

Stop „Nine to five" 98

Ein entsetzter Physiotherapeut 99

Der mit dem Diabetes tanzt 101

Gemessen: Experimente am laufenden Lauber 102

Probleme? Laufend Lösungen 104

Die Zeit fehlt? Bald das Leben 105

Wirklich eine Übertreibung: Marathon 105

Vom Glück, ein Diabetiker zu sein 107

To do´s 108

Aktienten statt Patienten!

Diabetes als Chance 111

Schluss mit „Bisschen und Stückchen" 112

Die Lauber-Methode: Messen! Essen! Laufen! 113

Inhalt

Das Wort hat der Leser. 115

Horrorszenario: Bald 32 Millionen Diabetiker? 118

Sparschwein Lauber: 3,2 Milliarden Euro 120

Kassen: Mit sich selbst beschäftigt 121

Eigenverantwortung muss Kassenleistung werden. 122

Teststreifen sind messbare Prävention 123

Frühes Insulin hat oft späte Folgen. 124

DMP fördern Patienten statt Aktienten 125

Krankenkassen: „Ihre Zeit kommt in zehn Jahren" 126

Die Ärzte müssen Präventionsberater werden. 127

Aus der Apotheke wird ein Lifestyle-Center 129

Staat: Vom Glück, Diabetiker zu haben 131

Gesucht wird: „Bloomberg for Germany" 132

Die Revolution füttert fitte Kinder 133

„Präventiv-Stiftung Lifestyle Diabetes" 134

Zehn mal 100: Vom Kinderkoch bis zum TV-Spot 134

Messen: Der Deutsche Diabetes-Atlas. 137

Essen: Das Deutsche Diabetes-Siegel. 138

Laufen: Das Deutsche Diabetes-Abzeichen 138

Finanzierungsvorschlag: Promilleregelung. 140

Was wird's bringen? Mehr, als es kostet. 141

Erster kleiner Erfolg: Stiftung gegründet. 142

„Warum kaufen Sie nicht bei Aldi?" 142

Freie Bauern statt Discount-Multis 144

Schöner Schluss 146

Informationen / Lauber-Produkte 147

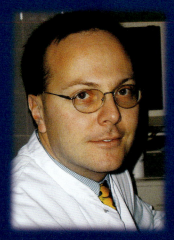

Prof. Dr. Stephan Martin

Vorwort

Diabetes Typ 2: Nur Eigenverantwortung hilft!

Eine Zeitbombe tickt in Deutschland. Und sie tickt immer schneller. Diabetes mellitus Typ 2 heißt diese Zeitbombe – eine Stoffwechselstörung, die unser Gesundheitssystem in seinen Grundfesten bedroht. Schätzungsweise sechs bis sieben Millionen Menschen mit Diabetes gibt es, dazu noch einmal einige Millionen unerkannte, darunter immer mehr jüngere, so dass sich die Bezeichnung „Altersdiabetes" aus medizinischer Sicht von allein verbietet. Viele Milliarden Euro an Kosten verursacht diese Form des Diabetes mellitus, dazu unermessliches menschliches Leid, etwa in Form von Herzinfarkten, Blindheit, Amputationen oder Nierenschäden.

Doch ist der Typ-2-Diabetes wirklich eine unabwendbare Krankheit? Liegt die Ursache dieser Stoffwechselstörung nicht vielmehr in einem gesellschaftlichen Problem? Der Ausdruck Wohlstandssyndrom, der für das gemeinsame Auftreten von Diabetes mellitus Typ 2 sowie Bluthochdruck und Fettstoffwechselstörungen verwendet wird, drückt dies am besten aus. Die Ursache liegt in Bewegungsarmut, Übergewicht und falscher Ernährung! Nach meiner Ansicht stellt sich grundsätzlich die Frage „Was ist Gesundheit?" Was kann ich persönlich für meine Gesundheit tun, und wieviel staatliche Gesundheitsfürsorge können wir uns leisten? In der überwiegenden Zahl der Fälle ist der Typ-2-Diabetes nicht als unabwendbare, schicksalhafte Krankheit zu betrachten, sondern als Ausdruck einer falschen Lebensweise aus zuviel Kalorien, zuviel Junk Food und zu wenig Bewegung. Experten sind sich einig, dass es einen

Vorwort

ursächlichen Zusammenhang zwischen der Verbreitung des Fernsehens mit unübersehbar vielen Programmen, des Internets, der Computerspiele und der explosionsartigen Zunahme des Typ-2-Diabetes, insbesondere bei jungen Leuten gibt.

Wenn diese Stoffwechselstörung aber wesentlich durch den Lifestyle bedingt ist, dann kann sie auch nur durch eine Änderung des Lifestyles vermieden werden. Dies konnte bereits in wissenschaftlichen Studien eindeutig belegt werden. Konkret bedeutet das: Nicht mehr das Solidarsystem kann allein die Verantwortung für die Gesundheit übernehmen, sondern die Verantwortung verschiebt sich ganz stark zu jedem einzelnen. Es ist schwer einzusehen, dass jemand, der seine Freizeit colatrinkend, chipsessend vor dem Fernseher verbringt, teure orale Antidiabetika auf Kosten des Solidarsystems erhält, während gleichzeitig für Sportunfälle eine separate Versicherung gefordert wird.

Aber nicht nur der einzelne ist von diesem Paradigmenwandel betroffen, sondern er wird Auswirkungen auf alle Stufen des Gesundheitssystems haben. Das fängt an mit den Ärzten, die in Zukunft viel stärker die Rolle eines Coaches, eines Moderators haben werden, der Hilfe zur Findung der Patientensouveränität gibt – und den Rezeptblock nur noch in Ausnahmefällen zückt und stattdessen mit den örtlichen Fitness-Clubs oder modernen Lifestyle-Centern kooperiert. Auch für die Pharmaindustrie ändert sich Grundsätzliches: Sie kann sich nicht darauf beschränken, isolierte Medikamente für einzelne Krankheiten zu liefern, sondern sie muss Teil einer präventiven Wertschöpfungskette werden – ein Prozess, den einige Unternehmen bereits erfolgreich angehen.

Inaktivitätssteuer für TV-, Internet- und PC-Spielfirmen

Eine eminent wichtige Rolle kommt auf die Politik zu. Sie kann in Zukunft nicht ihre Hauptrolle darin sehen, als Reparaturbetrieb des Kassenwesens zu fungieren. Sie muss Motor der Prävention werden, sie muss gesunde Standards setzen, etwa, indem Fast-Food-Ketten in die gesellschaftliche Verantwortung genommen werden. Nicht die Risikoversicherung für Sportunfälle, sondern – vergleichbar der Tabaksteuer – eine Steuer auf alles, was Inaktivität fördert: TV-Unternehmen, Computerspiel-Industrie, Internetprovider gehören auf die Tagesordnung.

Bleiben die Kassen: Sie haben eine Schlüsselfunktion beim Wechsel von der Vollkaskomentalität hin zum eigenverantwortlichen Kunden. Sie müssen ihre Rolle viel stärker als Impulsgeber sehen, und sie müssen ihr System radikal vom Kurieren von Krankheiten hin zur Prävention, zur Förderung von Gesundheit umstellen.

Was hat das alles mit dem Buch „Fit wie ein Diabetiker" zu tun? Ich wurde auf die Erstauflage dieses Buches aufmerksam, als Patienten zu mir kamen und sagten, sie behandeln sich mit der Lauber-Methode. Ihnen war es gelungen, wie Hans Lauber, den Diabetes mit „Messen, Essen und Laufen" in den Griff zu bekommen. Mit diesem Buch ist es Herrn Lauber gelungen, eine Art neues Bewusstsein für den Typ-2-Diabetes zu etablieren, was in seiner prägnanten Wortschöpfung „Lifestlye-Diabetes" zum Ausdruck kommt. Ihm ist es gelungen, Menschen mit Typ-2-Diabetes aus der dunklen Ecke des Selbstmitleids zu holen, dem Diabetes über seine medialen Inszenierungen ein modernes Gesicht zu geben.

Sein Mutmachbuch motiviert die Betroffenen, sich nicht in das Schicksal Diabetes zu fügen, sondern die Stoffwechselstörung als Chance auf ein neues, ein ganzheitliches Leben zu sehen. Und er geht mit seiner Methode an die Wurzeln des Typ-2-Diabetes, bekämpft das Übergewicht, sorgt für ausreichend Bewegung und kümmert sich um eine gesunde Ernährung. Damit stößt er zum Kern des Wohlstandssyndroms vor, und er zeigt auf, dass ein medikamentenfreier Weg auf eigenverantwortlicher Basis möglich ist. Ganz wichtig ist bei ihm die Rolle der Blutzuckermessung auch beim Typ-2-Diabetes. Durch die Blutzuckermessung kann der Betroffene erkennen, wie sich eine Optimierung des Lifestyles unmittelbar auswirkt. Die Blutzuckermessung als Motivationshilfe, der verbesserte Wert wird quasi als unmittelbare „Belohnung" für sportliche Aktivität und gesundes Essen verstanden. Die Kosten sollten aber selbst getragen werden und nicht zu Lasten der Krankenkassen gehen.

Vorwort

Möglicherweise ist dies auch ein guter Ansatzpunkt für Bonussysteme, bei denen die Engagierten dann anderswo finanziell entlastet werden.

Natürlich hat Laubers Methode auch einige unkonventionelle Züge, aber der breite Zuspruch der Medien, der Fachwelt und insbesondere der Betroffenen spricht für seinen Weg – einem, dem sicher nicht alle folgen können. Aber im Sinne des angesprochenen Paradigmenwechsels wird „Messen, Essen, Laufen" für viele „engagierte" No-Sports-Anhänger von Chips und Cola zur Maxime ihres eigenverantwortlichen Handelns werden müssen.

Professor Dr. med. Stephan Martin,
Ärztlicher Direktor Westdeutsches Diabetes- und Gesundheitszentrum, Düsseldorf

Vorwort

„Fit wie ein Diabetiker": Aktueller denn je!

Es ist das bleibende Verdienst von Hans Lauber, dass er sehr früh erkannt hat, wie wichtig eine Änderung des Lebensstils beim Typ-2-Diabetes ist. Und es ist ihm gelungen, diese Botschaft mit einer bislang in der Diabetologie nicht gebräuchlichen Sprache populär zu machen; erinnert sei nur an seine Bezeichnung „Lifestyle-Diabetes" oder seine These, dass dieser Diabetes in den meisten Fällen keine Krankheit, sondern eine Chance für ein neues Leben ist. Aber dieses neue Leben ist bei ihm keines des asketischen Verzichtes, sondern des Genusses.

Ohne Übertreibung lässt sich sagen, dass Hans Lauber zu einem **Paradigmenwechsel in der Diabetologie** beigetragen hat. War vor dem Erscheinen des Buches die Änderung des Lebensstils ein Therapieansatz unter vielen, so ist die Lifestyle-Intervention inzwischen der Königsweg geworden, um die das Gesundheitssystem sprengende Diabetes-Epidemie einzudämmen.

Bemerkenswert ist auch, dass von Anfang an das Messen ein integraler Bestandteil der Lauber-Methode war. Ein Ansatz, der inzwischen wissenschaftlich durch die sogenannte ROSSO-Studie bestätigt wurde. Sie zeigt anhand der Daten von 3 000 Patienten, dass die, die regelmäßig den Blutzucker messen, weniger Herzinfarkte und Schlaganfälle gegenüber den „Nicht-Messern" haben.

Für die nachhaltige Wirkung von Lauber spricht, dass inzwischen viele Bücher auf den Markt kommen, die um Messen, Essen und Laufen kreisen. Aber Hans Lauber war der erste, sein Buch ist der Klassiker – und sein Ansatz ist aktueller denn je!

Professor Dr. med. Stephan Martin. Seit Anfang 2007 Ärztlicher Direktor Westdeutsches Gesundheits- und Diabetes-Zentrum, Sana Kliniken, Düsseldorf-Gerresheim

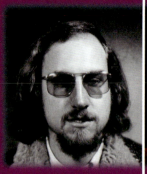
1973

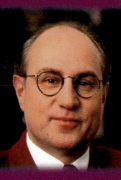
1996

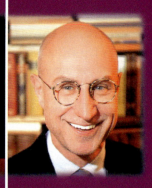
2002

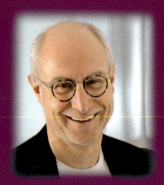
2007

Wendepunkte

Einbruch – Aufbruch

Diabetes hat Zeit. Immer wieder versuchte diese ererbte Disposition sich bei mir als Krankheit zu manifestieren. Immer wieder habe ich auf diese Attacken reagiert, erst gefühlsmäßig, später systematisch. Vielleicht fing er schon während der Gymnasialzeit im badischen Lörrach (ich bin 1948 im wenige Kilometer entfernten Schopfheim geboren) an. Da konnte ich ihm noch relativ leicht bekämpfen (siehe ersten Wendepunkt), hatte sogar einige Jahrzehnte relative Ruhe. Eine Zeit, in der ich in Basel Ökonomie studierte, hinterher als Wirtschafts-Journalist bei der Handelskammer in Berlin und zwölf Jahre bei Capital und impulse in Köln arbeitete.

Erst als ich dann Marketing-Direktor bei ProSieben war, meldete sich der Diabetes ganz massiv. Wieder war es ein Einbruch, den ich als Aufbruch nutzte. Doch von diesem Wendepunkt an entwickelte ich dann in den letzten paar Jahren einen systematischen Weg aus Messen, Essen und Laufen, um die Krankheit wieder in das zu verwandeln, was sie zu sein hat, nämlich eine Veranlagung, eine vererbte Disposition.

Frühes Leid – und ein Wunderheiler

1965 Schon als Kind spielte der „Zucker" in meinem Leben eine Rolle: Der väterliche Opa war daran in französischer Gefangenschaft gestorben. „Zucker", wusste ich, ist gefährlich. Leider nutzte dieses Wissen wenig, als es darum ging, eine rätselhafte Jugendkrank-

Wendepunkte

heit zu diagnostizieren. Zur Teenagerzeit, wo die anderen fröhlich spielten, hatte ich nach dem Frühstück oft minutenlange Schwächeanfälle. Jahrelang tingelte ich von Arzt zu Arzt, ließ mir sogar beim Nervendoktor die Gehirnströme untersuchen. Nichts. Kein Befund. Keine Hilfe. Bis ein kluger, anthroposophischer Arzt mit Anfang 20 endlich die Lösung hatte: „Passen Sie mit dem Zucker auf, vor allem morgens". „Zucker", das lernte ich daraus schon sehr früh, hat entscheidend mit zu viel Süßem zu tun. Von da an habe ich morgens auf das heißgeliebte Honigbrot, die selbstgemachte Erdbeermarmelade von der Mutter, den beiden Omas verzichtet. Der kluge Rat des Anthroposophen (das sind die Leute mit Rudolf Steiner, Weleda, Eurythmie und so) hat mir geholfen, die Disposition zum Zucker jahrzehntelang im Zaum zu halten.

Silvester in Saas Fee – seit fast zehn Jahren ungesüßt

1995 Mitten im Wald, auf fast 2000 Meter Höhe, umgeben von mächtigen Viertausendern, mit einer der besten Küchen der Schweiz. Das Waldhotel „Fletschhorn" ist nicht gerade der ideale Ort für das Silvestergelübde „Nie wieder Süßes". Doch genau dort habe ich am 31. Dezember 1995 zum letzten Mal ein Dessert genossen, zuckersüße Schokolade gegessen. Kein leichter Schritt für einen, der gern gut isst. Doch mein Kölner Arzt hatte immer dringlicher darauf hingewiesen, dass der „Zucker", der mittlerweile Diabetes hieß, ein Problem wird. Langsam nahm ich die Warnungen vor absterbenden Füßen, schwindender Potenz ernst. Ich kannte die Gefahr, aber ich wollte sie mit einem radikalen Verzicht auf Süßes beseitigen. Später merkte ich, dass dies nur ein erster Schritt war, dem weitere folgen mussten.

Irma Dütsch, die wunderbare Köchin, wollte meinen Schritt mit ihrer resoluten Art nicht hinnehmen: „Vergiss die Vorsätze", sagte sie in ihrem welschen, deutsch-französischen Dialekt zwei Tage nach Silvester, „iss jetzt mein gut Dessert". Ich aß es nicht. „Dann Du trinken mit mir eine Glas Champagner". Es wurde eine ganze Flasche. Nur etwas Süßes habe ich trotzdem lange Zeit nicht mehr gegessen. Es war ein wichtiger Schritt auf dem Weg zur Bald-Gesundheit.

Wendepunkte

Heftiger Streit – mein Bruch mit der Traditionsmedizin

1997 Mitten in der Hochphase meiner siebenjährigen ProSieben-Zeit. Stolz wie Oskar berichtete ich einem Arzt von meinem süßfreien Leben. Es war ein besonderer Doktor: Nachbar vom Haus der Eltern in Lörrach, Internist und selbst Diabetiker. Doch was der Beginn eines fruchtbaren Dialogs werden sollte, endete in heftigem Streit. „So ein Blödsinn, nichts Süßes", fauchte der Mediziner, zeigte mir seine Insulinspritze und sagte: „Ich trink jetzt drei Bier und spritz mir die entsprechende Menge Insulin, das müssen Sie auch machen". Ich hatte auch schon was getrunken und wurde auch etwas lauter: „Sie haben nichts begriffen, der Mensch ist keine Ansammlung einzelner Organe, alles wirkt zusammen, Sie bringen den Körper aus dem Gleichgewicht."

Eine Annäherung der Standpunkte war nicht möglich, schon deshalb nicht, weil mein Freund Konrad Winzer, dem das Gasthaus „Wilder Mann", in dem wir debattierten, damals gehörte, sagte: „Wenn ihr zwei Idioten jetzt nicht aufhört, fliegt ihr raus". Wir hörten auf, und ich hörte endgültig auf, mich allein auf die Weisheit der Traditionsmedizin zu verlassen.

Ende einer Dienstfahrt – Beginn der Radikalwende

1999 Natürlich hatte der Lörracher Arzt nicht ganz unrecht. Natürlich wusste er, dass der alleinige Verzicht auf Süßes langfristig nicht reichen würde, den Typ-2-Diabetes zu besiegen. Der immer stärkere Stress bei ProSieben trieb auch bei mir plötzlich die Zuckerwerte dramatisch nach oben. Langsam wandelte sich die Disposition in eine manifeste Krankheit, die ich mit Tabletten bekämpfte.

Also doch zurück allein zur Schulmedizin? Nein, dachte ich. Jetzt probiere ich die radikale Wende. Im September 1999 kündigte ich bei ProSieben, machte mich mit Anfang 50 selbstständig, organisierte Messen und Symposien. Und das nach fast 20 Jahren Tätigkeit als Angestellter – Ende einer langen Dienstfahrt. Gleichzeitig fing ich an, alles zu lesen, was ich über Diabetes finden konnte, löcherte

Wendepunkte

Ärzte, Wissenschaftler, Apotheker mit meinen Fragen. Tägliches Zuckermessen wurde Pflicht, sukzessive stellte ich die Ernährung um – und ich fing an zu laufen.

5,9 – Meine Methode funktioniert

2002 Ausgewendet. Kein Einbruch mehr. Nur noch Aufbruch. Die Wende von 1999 hat die Entscheidung gebracht: Ich baute eine neue Existenz auf, fing intensiv an, den Zucker zu messen, lief intensiv. Durch das Laufen und das bewusstere Essen speckte ich einige Kilo ab – und plötzlich geschah etwas Unerwartetes: Nicht nur dass die Zuckerwerte dramatisch sanken – am signifikantesten sichtbar durch den Langzeitwert, der mit 5,9 Prozent wieder im absolut unkritischen Bereich lag –, auch die anderen Parameter drehten ins Positive: Der Cholesterinspiegel normalisierte sich, die Leberwerte waren endlich in Ordnung, Idealgewicht stellte sich ein, ein neues mentales Gleichgewicht war da. Von der Disposition her bin ich immer noch Diabetiker. Aber ich bin fitter als die Nichtdiabetiker, eben „Fit wie ein Diabetiker".

So endete dieses Kapitel im Jahr 2002. Nun ist es ziemlich genau zwei Jahre später, und immer noch nehme ich keine Medikamente, ist der Langzeitwert unter sechs, sind Gewicht und Cholesterin optimal. Prof. Dr. Rüdiger Landgraf, einer der großen deutschen Diabetologen, sagte mir neulich: „Ihre Methode funktioniert, und Sie haben wohl noch eine lange stabile Phase vor sich."

Das innere Gleichgewicht gefunden

Professor Landgraf hat recht behalten. Meine Werte haben sich tatsächlich in den letzten fünf Jahren stabilisiert, der Nüchternzucker ist inzwischen meistens unter 100, der Langzeitwert

Wendepunkte

liegt immer um die 5,5. Das Gewicht beträgt bei einer Größe von 1,76 m auch seit Jahren 68 Kilo, das „gute" Cholesterin HDL ist überdurchschnittlich hoch. Und all das, ohne dass ich wie ein Asket lebe.

Ein Gläschen in Ehren Es scheint, als habe der Körper sein inneres Gleichgewicht gefunden, das es erlaubt, auch mal „über die Stränge zu schlagen", etwa ein üppiges Dessert essen, ein paar Gläschen Bier zu viel trinken. Spätestens nach einem Tag ist alles wieder im Lot, wohl auch deshalb, weil ich mindestens drei Mal in der Woche „auf die Piste" gehe, also regelmäßig jogge, ohne mich dabei übermäßig zu verausgaben. Aber das Wichtigste ist wohl doch die Ernährung, die bei mir immer stärker von Gemüse, von Salat, von Beeren, von Obst, von Kräutern, von Vollkorn dominiert wird. Wobei ich in der Regel biologisch-dynamische Demeter-Produkte kaufe, und zwar fast ausschließlich solche, die es in der Saison aus der Region gibt. Ich bin immer wieder erstaunt, dass es auch bei uns möglich ist, sich überwiegend von dem heimischen Angebot zu ernähren.

Natürlich esse ich auch noch Fleisch, aber dann nur das Beste von ausgesuchten Metzgern, die ich kenne. Und natürlich frischen, wild gefangenen Fisch, so oft ich ihn bekommen kann. Aber noch stärker als Fleisch fasziniert mich Käse, und es stört mich (und meinen Körper) nicht, dass es selten die fettarmen Sorten sind.

Noch etwas mache ich immer noch regelmäßig: den Blutzucker messen. Ohne diesen täglichen „Statusreport" hätte ich ein langfristig Diabetes-freies Leben ohne jedes Medikament ganz sicher nicht geschafft.

Auch äußerlich scheint sich das innere Gleichgewicht widerzuspiegeln. Oder haben Sie nicht das Gefühl, dass sich das 2002er und das aktuelle Bild stark ähneln?

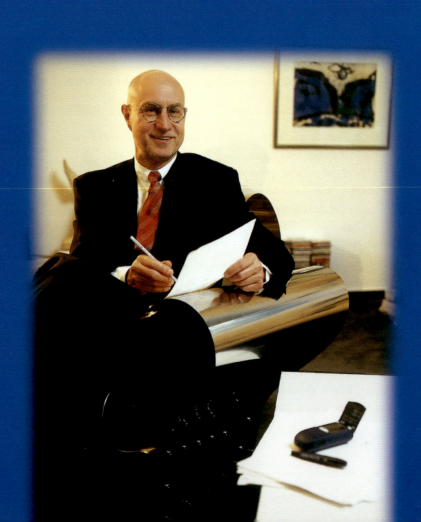

Messen

Was ist Diabetes? Lustloser Langerhans

Es gibt ein paar Krankheiten, die haben sich gegen alle medizinischen Künste als resistent erwiesen: Krebs ist so eine, hatten schon die Dinos, kommt also nicht allein vom Elektrosmog oder der Luftverschmutzung, wie wir immer lesen. Der Herzinfarkt ist eine andere, wobei ich denke, an irgendetwas müssen wir ja sterben; dann doch lieber den plötzlichen Schlag als jahrelanges Alzheimer-Siechtum. Der Diabetes ist auch einer dieser Klassiker. „Diabetes mellitus" nannten ihn die Griechen, eine Mischung aus „schneller Fluss" (weil die Diabetiker häufig aufs Klo müssen) und „honigsüß" (weil der Urin süßlich riecht).

Der Klassiker Diabetes wird von der Natur in zwei Aufführungen gegeben: als Drama mit dem Titel „Typ 1", eine Variante, die unbehandelt tödlich endet. Und als mehr oder weniger heiteres Dramolett mit dem Titel „Typ 2", eine Variante, die in den meisten Fällen mit eigenen Anstrengungen zu besiegen ist, unbehandelt aber ebenfalls zu schweren Krankheiten führen kann, wie Herzinfarkt, Schlaganfall und einer drastisch verkürzten Lebenserwartung. Hauptakteur für beide Diabetes-Typen ist der Herr Langerhans: Er produziert das Hormon Insulin, das den Zuckerstoffwechsel reguliert. Hormon, das hört sich stark nach prallem Leben an. Das ist pralles Leben. Denn Hormone sind die mächtigsten biochemischen Botenstoffe des Körpers. Etwa Testosteron, ohne das kein Mann potent sein kann. Oder das Aggressions-Hormon Adrenalin, das uns den Kamm schwellen lässt.

Messen

Wo wohnt der Herr Langerhans? Er hat sich im Meer der Bauchspeicheldrüse ein eigenes Eiland reserviert, die Langerhans'sche Insel. Dort produziert er den Stoff, dessen Fehlen eine tödliche Bedrohung ist. Denn dann zirkulieren die Zuckermoleküle, die der Körper dringend zur Ernährung braucht, ungenutzt durch die Blutbahnen und vergiften uns – so ähnlich wie es dem auf der einsamen Insel Gestrandeten geht, der inmitten riesiger Salzwassermengen verdurstet (passt ja ganz gut, die Insel-Analogie). Gibt's gar kein Insulin, heißt die Krankheit Typ-1-Diabetes. Das Wort Krankheit ist hier richtig, denn heilbar ist die Sache nicht, durch Insulin aber sehr gut behandelbar.

One.Two. Gibt's relativ zu wenig Insulin, heißt die Sache Typ-2-Diabetes. Oft ist auch noch genug Insulin da, der Körper kann aber nichts Richtiges damit anfangen, weil er unempfindlich gegen Insulin ist. Diese Insulin-Unempfindlichkeit ist die Hauptursache für Typ-2-Diabetes. Um das Ganze noch zu komplizieren, produziert Meister Langerhans neben dem Insulin noch einen Gegenspieler, das Glukagon, das den Zuckerspiegel steigen lässt und (zusammen mit Enzymen) eine wichtige Rolle beim Abbau von Fett spielt.

Aber ist Typ-2-Diabetes wirklich eine Krankheit? Ich glaube nicht. Es ist eine Stoffwechselstörung, die eine Krankheit werden kann. Deshalb vermeide ich in diesem Buch das Wort Krankheit und spreche lieber von einem Signal, das der Typ-2-Diabetes dem Körper gibt – einem Signal, das die Chance auf eine ganzheitliche Gesundheit eröffnet.

Typ 1/Typ 2: Begriffsklärung – Schreibweise

Disposition vs. Krankheiten. Vieles von dem, was über Ernährung, Bewegung gesagt werden wird, hilft auch den Typ-1-Leuten – etwa, indem sie weniger Insulin spritzen müssen. Wie das genau funktioniert, darüber maße ich mir allerdings kein Urteil an. Und überhaupt: Typ-1-Diabetes und Typ-2-Diabetes haben zwar beide etwas mit dem Insulin und Blutzucker zu tun, sind aber zwei grundverschiedene Dinge.

Messen

Noch etwas zur Schreibweise: Typ 1 / Typ 2, das klingt ja irgendwie nach duften Typen, was beide Diabetes-Formen weiß Gott nicht
sind, eher so etwas wie lästige Gesellen. Deshalb benutze
ich in diesem Buch eine verkürzte Benennung und sage einfach
ab jetzt Diabetes 1 und Diabetes 2. Etwas Weiteres zur Schreibweise:
Bei der Bestimmung des Blutzuckergehaltes habe ich immer Milli-
gramm pro Deziliter (etwa 100 mg/dl) verwendet. Es gibt aber auch
den Wert Millimol pro Liter (mmol/l). Danach entsprechen 100 mg/dl
ungefähr 5,6 mmol/l. Eine Umrechnungstabelle finden Sie auf www.
lauber-methode.de und auch am Ende dieses Buches.

Der Herr Langerhans mit seiner antagonistischen Hormonfabrik
– das klingt wie griechische Tragödie, wo sich mächtige Gegenspieler ununterbrochen bekämpfen. Und mich erinnern die Spielchen
dieser Hormone, die mal da sind, mal nicht, dann wieder Lust zu
arbeiten oder auch keine haben, an richtig eitle Diven – aber davon
später mehr. Zucker rauf, Zucker runter, Typ 1, Typ 2. Noch Fragen?
Lieber Antworten.

Wer hat Diabetes? Je ärmer, je gesünder

Mal ein paar Zahlen: Allein in Deutschland gibt es weit über sechs
Millionen Diabetiker. Rund zehn Prozent sind die Typ-1-Leute, die
von Anfang an Insulin spritzen müssen. Der große Rest sind Typ 2
– und dazu kommen noch drei bis vier Millionen, die von ihrem
Unglück gar nichts wissen. Doch das ist nicht alles. Diese Störung
nimmt rapide zu, vor allem bei jungen Leuten, so dass die Deutsche
Diabetes-Stiftung schätzt, dass rund zehn Prozent der Bevölkerung
betroffen sind. Auch in anderen entwickelten Ländern sieht die
Lage ähnlich dramatisch aus.

Wie kommt das? Wenn der Begriff Zivilisationskrankheit einmal
Sinn macht, dann hier: Nach dem letzten Krieg (dem Zweiten, hof-
fentlich kommen keine neuen) gab es nur wenige Typ-2-Diabetiker.
Aber da liefen die Männer ab 40 auch nicht mit biergeschwängerten
Bäuchen herum, und die Kinder stopften sich nicht schon zum Früh-
stück kalorienschwere Süßriegel in den Mund. Auch hatten die Frau-

en noch keine Zweit- und Drittwagen, um sich und den Kids jeden Schritt abzunehmen.

Zu dick, zu wenig Bewegung. Die Diagnose für das wichtigste und teuerste Volksleiden ist einfach. Die Beseitigung ist schon schwieriger. Ich will hier nicht das hohe Lied vom Lob der Armut singen. Aber ich möchte ein flammendes Plädoyer dafür halten, diese Disposition als Chance zu begreifen: als Chance, das Leben fundamental und langfristig umzustellen. Um nicht nur den Diabetes in den Griff zu kriegen. Sondern um in einer Anstrengung auch viele andere Drohpotentiale, etwa zuviel Cholesterin, zu minimieren.

Natürlich können Sie auch an den Symptomen herumdoktern, ein bisschen abnehmen, sich ein bisschen bewegen, ein bisschen zuckersenkende Tabletten nehmen. Damit kriegen Sie aber Ihren Körper nicht ins Gleichgewicht. Denn der menschliche Körper ist eben nicht nur eine mechanistische Ansammlung einzelner Organe, wie es der Lörracher Krankenhausarzt glaubt.

Vielmehr ist der Körper ein vernetztes System. Genau so, wie es mir der anthroposophische Arzt erklärt hat. Senken Sie etwa bei einem Diabetes 2 den Zucker mit Tabletten oder Insulin, bleiben aber dick, dann haben Sie das Signal Ihres Körpers nicht verstanden: Abnehmen! heißt die Botschaft. Tun Sie´s nicht, haben Sie vielleicht gute Zuckerwerte, aber Blutfette und Blutdruck bleiben möglicherweise hoch, so dass Sie vielleicht bald ein krankes Herz haben.

Diabetes-Folgen: Blind, impotent, Fuß ab

Bisschen Zucker, na und? Bitteschön, dann ein kurzer Schocker. Mit der Verdauung bildet der Körper Glukose, also Traubenzucker, der von den Zellen mit Hilfe des Insulins aufgenommen wird. Klappt dieser Prozess nicht, zirkulieren die süßen kleinen Moleküle durch die Blutbahnen und werden zu wahren Zeitbomben. Mit Vorliebe suchen sie sich die kleinsten Gefäße, die Kapillaren aus. Aber auch große Gefäße, wie etwa die berühmten Herzkranz-Gefäße oder die Beinarterien, bleiben nicht verschont.

Wird der Diabetes nicht behandelt, schädigen diese frechen Moleküle die Gefäße, so dass sie langfristig undurchlässig werden. Das hat viele Folgen. Eine davon kann eine langsame Erblindung sein, so wie es dem Medienmann Leo Kirch ergangen ist. Bei Männern droht zusätzlich Impotenz. Bei Männern und Frauen drohen starke Nierenschäden und die „diabetische Neuropathie", eine Veränderung der Nerven, die für die Steuerung der inneren Organe und für das Gefühl an den Füßen verantwortlich sind. Wird die Krankheit nicht rechtzeitig behandelt, dann besteht sogar Gefahr für die Füße insgesamt.

Kirschtortur. Wie gefährdet die Füße sind, habe ich im eigenen Umfeld leidvoll erfahren. Ein in der badischen Heimat lebender Verwandter wusste von seiner Zuckerkrankheit. Trotzdem hat er immer mit großer Wonne riesige Mengen herrlicher Schwarzwälder Kirschtorte gegessen – und sich über meine Süßabstinenz lustig gemacht. Das Lachen ist ihm im Krankenhaus vergangen: „Nur" den abgestorbenen Fuß wollten ihm die Ärzte abnehmen. Es mussten zusätzlich noch der Unterschenkel und Teile des Oberschenkels dran glauben.

Über 28 000 diabetisch bedingte Fuß-/Bein-Amputationen gibt es allein in Deutschland, hautnah zu besichtigen etwa im schönen Bad Mergentheim, wo die Patienten mit den frisch verbundenen Stümpfen auf den Parkbänken sitzen – und schon wieder eine qualmen. Diabetes und Rauchen, die Schreckenskombination – da kann der Arzt für die Frischoperierten schon so langsam wieder das Skalpell schärfen.

War grad ein wenig hart für ein Fitnessbuch. Sicher, aber der Diabetes ist eine schleichende Disposition, die als Krankheit brutale Konseqenzen hat. Und eine, die sich nicht „fühlen" lässt. Es gibt ein paar Anzeichen (siehe nächstes Kapitel), wirkliche Gewißheit bringt nur das Messen. Und wenn die Anzeichen da sind, tun Sie etwas dagegen. Es muss nicht meine Methode sein, die eine gewisse Konsequenz und Disziplin erfordert. Aber wenn Sie gar nichts machen: „Warte, warte, nur ein Weilchen." Sie wissen schon, das Lied mit dem Hackebeilchen.

Messen

Sind Sie Diabetiker? Zehn Gewissensfragen

Bei wie vielen Deutschen die unheilbringenden Süßmoleküle uner-
kannt durch die Blutbahnen dümpeln, weiß niemand. Dabei gibt es
einige Symptome, die deutliche Zeichen sind. Aus den vielen Tests,
die mir vorliegen, habe ich mal die zehn Fragen ausgewählt, die mir
typisch erscheinen.

1. Haben Sie dauernd Durst und einen trockenen Hals?

2. Haben Sie häufig Infekte?

3. Haben Sie Übergewicht (mehr als 10 Prozent)?

4. Sind Sie häufig müde und abgeschlagen?

5. Heilen auch kleine Wunden schlecht?

6. Haben Sie empfindliche, entzündliche Augen?

7. Müssen Sie häufig Wasser lassen?

8. Bewegen Sie sich fast nie?

9. Essen Sie selten Gemüse, Obst, Vollkorn?

10. Gibt es in der Verwandtschaft Diabetes?

Ja-Wort. Müssen Sie mehr als fünf Fragen mit „Ja" beantworten,
ist ein Gang zum Apotheker, zum Arzt ratsam – vor allem, wenn
Sie dauernd pinkeln müssen, dauernd Durst haben, wenn Wunden
schlecht heilen (daran merke ich sofort, dass bei mir der Zucker
nicht stimmt), ist Vorsicht angebracht. Jetzt hilft nur noch Messen,
damit Sie wissen, ob Sie beispielsweise mit Ihrer kalorienschweren
Süßsucht bloß dick werden oder Ihren Diabetes vorantreiben. Einen
guten Test finden Sie im Internet: www.diabetes-risiko.de

Genaueres wissen Ihr Arzt oder Apotheker

Für eine erste Annäherung reicht oft ein Gang zur Apotheke. Dort
gibt es zum einen Urinzucker-Teststreifen, die Sie zu Hause einfach
in den Urin halten. Verfärbt sich der Teststreifen dann in den kritischen Farbbereich, sofort zum Arzt gehen. Am Anfang schienen mir
die in den Urin gehaltenen Streifen die einfachere Messmethode zu
sein. Aber irgendwie war mir das Ganze auch immer leicht unhygie-
nisch. Außerdem verändern sich da verschiedene Farbfelder, eine
atavistische, eine analoge Methode. Außerdem nicht präzise genug,

Messen

weil die Streifen erst bei Werten von ca. über 180 mg/dl vernünftig anzeigen – Werte, bei denen sich schon mal der Besuch beim Orthopäden, Abteilung künstliche Füße, empfiehlt.

Gluco-Handy Also dann doch lieber die moderne digitale Weise. Seit einigen Jahren habe ich den Accu-Chek Compact von Roche Diagnostics, ein Gerät, das einen großen Vorteil hat: Es besitzt eine Testtrommel, mit 17 Streifen. Ein Klick, der Streifen kommt raus, ein kurzer Piks mit einem Stechgerät, wenige Sekunden später ist der Wert unter dem Aufklappschirm angezeigt. „Das sieht ja aus wie ein Handy", sagen deshalb die Journalisten, denen ich es zeige. So einfach ist es, einem medizinischen Gerät ein modernes Image zu geben.

Ist ein Wert sehr hoch, habe ich am Anfang immer gedacht, es liegt ein Fehler vor. Es war fast nie einer. Sicher gibt es schon mal Ausreißer, aber die modernen Geräte sind recht zuverlässig, egal von welchem Hersteller. Einmal habe mit dem Compact in der Deutschen Diabetes-Klinik meinen Wert mit dem Profigerät verglichen – es war exakt derselbe. Trotzdem haben die Apparate natürlich eine gewisse Toleranz, sind leicht unterschiedlich geeicht, kalibriert nennen das die Techniker. Zwischen 10 und 15 Punkten um den tatsächlichen Wert kann der angezeigte schon mal schwanken. Also nicht verzweifeln, wenn ein einzelner Wert mal nicht so optimal erscheint.

Blutsbrüderschaft Neulich schrieb mir ein Leser, mit dem ich in regelmäßigem E-Mail-Kontakt stehe, aus Afrika (er ist der zweite Fan vom Schwarzen Kontinent), dass er ganz verzweifelt sei, weil er mit drei verschiedenen Geräten drei verschiedene Werte bekommen habe. Ich habe bei einem Hersteller gefragt, was ich raten soll. Der Rat war eindeutig: möglichst nur einem Gerät von einem Hersteller sein Blut anvertrauen und da ein Gefühl für die Veränderungen entwickeln.

Sagt sich einfach. Aber wir Freaks des Messens haben unsere eigene Logik. Wenn mir ein Wert nicht passt, messe ich doch noch mal, bleibt er dann immer noch hoch, bleibt halt nur das Laufen, was ja auch nicht so schlecht ist.

Messen

Aber was sind nun die richtigen Werte? Es gibt einen Schlüsselwert, und das ist der morgendliche Nüchternwert, also der nach dem Aufstehen. Ist der über 100 mg/dl, dann wird's kritisch, jedenfalls wenn er immer darüber liegt, wenn er gar bei über 110 oder 120 liegt. Dann liegt, so sagen es die offiziellen Richtlinien, der Verdacht auf Diabetes 2 vor. Wie oft habe ich mit den Experten über diesen Wert diskutiert. Habe gefragt, ob der wirklich für Männer, für Frauen, für Schwarze, für Weiße, für Alte, für Junge immer bei 100 als kritische Grenze liege – auch weil vor einigen Jahren der Wert noch um mindestens zehn Punkte höher lag. „Ja, wenn Sie so fragen, natürlich nicht", kriege ich dann als Antwort. Voller Freude male ich dann ein Kästchen, trage die verschiedenen Kategorien ein – um dann doch wieder als Antwort zu bekommen: „Bleiben Sie lieber bei den 100".

Und wer weiß, vielleicht gibt es ja auch ein Interesse mancher Leute, die Werte bewusst zu senken – das erhöht die Zahl der tendenziell Betroffenen, denen sich vielleicht Medikamente verkaufen lassen. Proliferation des Marktvolumens heißt so etwas im modernen Marketingslang.

Aktueller Nüchternwert: 110

Wurde bei der letzten Auflage noch ein Nüchternwert von 100 mg/dl (5,6 mmol/l) genannt, so ist dieser Schlüsselwert jetzt vom Weltdiabetesverband auf 110 mg/dl (6,1 mmol/l) festgelegt worden.

Sehr einleuchtend klingt die Begründung dieses Schrittes von Dr. Stephen Colagiuri, Direktor der Abteilung Diabetes am Prince Wales of Wales Hospital in Sydney: „Senkt man den Wert, steigen die Erkrankungszahlen, was zu einem großen Druck auf die Gesundheitssysteme führt. Wichtiger aber ist, dass es keinen Anhalt dafür gibt, dass eine Änderung der Grenzwerte einen Nutzen für die Menschen bringt".

Tatsächliche Gewissheit, ob ein Diabetes vorliegt, bringt aber immer erst der Orale Glucose Toleranztest (OGT).

Messen

Dawn-Syndrom: Morgenstund hat Zucker im Mund

Dräut der Morgen, züngelt der Zucker. Sorry, für die geballte Hobbylyrik, aber so eine komplexe Materie schreit doch geradezu nach ein wenig Abwechslung. Doch schon wird´s wieder ernst, das sogenannte Dawn-Syndrom steht auf dem Programm. Damit ist das Phänomen gemeint, da, sobald es dämmert (dawn, die Dämmerung), der Blutzucker automatisch steigt. Bei mir habe ich dieses Phänomen bemerkt, als ich eine Zeitlang Vorlesungen in Berlin an der Universität der Künste gehalten habe und morgens um fünf von Köln den Zug nach Berlin genommen habe (um die Kosten für die Übernachtung zu sparen, denn diese verarmte, gleichwohl renommierte Uni konnte mir weder ein Honorar noch einen Euro Spesen bezahlen). Wenn ich dann morgens um vier gemessen habe, waren es immer Werte so um die 80, vier Stunden später sind´s dann rund 100.

Woher kommt das Phänomen? Von unseren prähistorischen Programmierungen. Immer noch glauben tief verborgene Schichten unseres Hirns, dass sie in der Früh den Körper anweisen müssen, neben Wachstumshormonen auch Glukose ins Blut zu pumpen, um im Falle eines Angriffs im Morgengrauen, etwa wenn der Berglöwe einen ersten Blick in die Höhle wirft, sofort kampfbereit zu sein. Nun, diese Tiefenschichten können ja nicht wissen, dass sie uns fit machen, um morgens im Dauerstau von München Nord nach Schwabing zu zuckeln.

Was folgt fürs praktische Leben? Wer gute Werte will, misst eben früher.

Sturm in der Blutbahn: Grippewarner Zuckeranstieg

Noch ein Phänomen ist interessant – und ich bin erst im Zuge der Recherche für diese Neuauflage darauf gestoßen: Auch Krankheiten verändern die Meßwerte. So war mein morgendlicher Zucker kürzlich plötzlich um 20 Punkte höher, obwohl ich nichts Wesentliches verändert hatte. Was war geschehen? Ich quälte mich mit den Anzeichen einer Grippe herum, die ich dann aber wieder erfolgreich

Messen

abwehren konnte. Jedenfalls veranlasst ein solcher Infekt wohl den Körper, im Vorgriff Glukose und im Gefolge Insulin auszuschütten, wobei das Wachstumshormon Insulin in diesem Kontext dann so etwas wie eine Reparaturfunktion übernimmt. Professor Dr. Stephan Martin, Ärztlicher Direktor der Sana-Klinik, Gerresheim, meint, „dass der Blutzuckeranstieg oft bis zu zwei Tagen vor dem eigentlichen Ausbruch der Erkältung erfolgt". Aus seiner Erfahrung weiß er, dass Typ-1-Diabetikern dieser Zusammenhang gut vertraut ist. Der Körper verfügt also offenbar über einen Mechanismus, mit dem er Krankheiten prognostizieren kann, vergleichbar dem Phänomen, dass plötzlich fallende Temperaturen im Sommer einen herannahenden Gewittersturm ankündigen. Wäre eine interessante Sache für Messgerätehersteller, aus dieser Tatsache heraus völlig neue Frühwarnsysteme zu entwickeln.

Die Spritze zum Essen?

Hab ich noch einen Wert vergessen, der selbst zu messen ist? Ja, den nach dem Essen. Postprandial nennen die Diabetologen diesen Wert, der nach den strengen Definitionen nicht über 140 mg/dl steigen darf. Tja, auch das bringt mich wieder ins Nachdenken, so an die 160 können's bei mir schon mal werden, nicht oft, aber manchmal. Immerhin, viel höher wird's nie. „Die Wissenschaft ist sich noch nicht ganz sicher, ob daraus ein erhöhtes Infarkt-Risiko resultiert", sagt mir Professor Dr. med. Thomas Haak, der Chef des Diabetes-Zentrums Bad Mergentheim. Immerhin hat sich die Pharmaindustrie schon einmal dieses Themas angenommen und hat spezielle Insuline genau für diese kurzen postprandialen Spitzen entwickelt. Ich verzichte erst mal auf diese Insuline – und denke, dass ich gut damit fahre. Sie können ja auf meine Website schauen, ob ich noch ab und an aktualisiere. Wenn nicht, hat mir vielleicht doch mal eine Spitze das Herz attackiert. Dann können Sie ja immer noch ans schnelle Insulin denken.

Woher kenne ich alle meine Werte so genau? Weil ich gemessen habe. Weil ich fast so etwas wie ein Messjunkie geworden bin. Richtig viel Geld habe ich ausgegeben, um die Korrelationen, also die Abhängigkeiten des Essens, des Laufens mit dem Zuckerspiegel herauszufinden. Inzwischen weiß ich, wie das funktioniert und messe nur noch jeden Morgen und manchmal nach dem Essen, vor dem Ins-Bett-gehen. Für mich gehört es dazu, es ist Statusreport und gleichzeitig Handlungsanleitung.

Messen macht schlau

Nun müssen Sie das nicht ganz genau so machen. Sie können aber von meinen Erfahrungen profitieren, sich von mir motivieren lassen: „Ihr Buch motiviert, Ihnen nachzueifern", schrieb mir Professor Haak aus Bad Mergentheim. Also möchte ich Sie ermutigen, einmal ein paar Tage hintereinander systematisch zu messen, damit Sie herausfinden, wie Ihr Körper tickt, was den Zucker anschwellen lässt, was ihn senkt, und wann das alles passiert. Glauben Sie mir, wenn Sie das gemacht haben, entwickeln Sie ein völlig neues Körpergefühl und ein völlig neues Gefühl für Zuckerschwankungen.

„Ja, zahlt mir denn die Krankenkasse die Teststreifen?" werde ich dann häufig gefragt. Nicht gerne, sage ich mal, das fällt unter Prävention, und die steht bei den Kassen nicht so hoch im Kurs. Also selbst zahlen? Warum nicht, vielleicht einen Deal mit der Kasse machen, dass sie einen Teil zahlt. Rund einen halben Euro kostet eine Messung, weniger als die Hälfte des Preises einer Kurzstreckenfahrkarte. Verzichten Sie auf die Fahrkarte, laufen Sie dafür, messen Sie dafür (wobei es nach meinen Erfahrungen einmal pro Tag oder drei- bis viermal die Woche reicht), und Sie haben etwas richtig Gutes für den Körper getan. Ich jedenfalls bin dankbar, dass ich selbst bestimmen kann, wie meine Werte sind. Noch vor wenigen Jahren konnten das nur die Ärzte, eine eigenverantwortliche Methode, wie ich sie in diesem Buch empfehle, wäre damals nicht möglich gewesen.

Chemielabor in der Westentasche

Dass Privatleute heute ein komplettes und komplexes chemisches Labor im Handy-Format überall nutzen können, verdanken sie der

Messen

Pharmaforschung – und die wiederum speist sich aus den Gewinnen der Firmen. Natürlich könnten die kleinen Wunderdinger, könnten die Teststreifen billiger sein, legt man allein die Herstellungskosten zugrunde. Das würde aber dazu führen, dass nicht mehr weiter geforscht würde, und wir hätten in zehn Jahren weitgehend dieselben Verfahren zur Verfügung wie heute. Wenn ich aber sehe, was die einzelnen Firmen noch an Fortschritten im Köcher haben (leider darf ich darüber noch nicht schreiben), dann fände ich es schade, auf diesen Fortschritt verzichten zu müssen.

Weniger Blut, schnellere Werte

Es hat sich tatsächlich in den letzten Jahren was getan: Die Geräte sind noch kleiner, noch handlicher geworden, sind chic gestylt. Und sie brauchen nur noch den Hauch eines Blutstropfens – und zeigen trotzdem schon nach Sekunden den Wert an. Außerdem lassen sich die Werte sehr gut in vielen Geräten speichern oder über Schnittstellen in auswertende Computer transferieren.

„Aber es gibt doch Geräte, die ohne Blut, ohne Streifen auskommen", werde ich oft gefragt. Ja, die gibt es, und die stehen möglicherweise vor einer großen Zukunft. Natürlich habe ich mich schon vor Jahren brennend für dieses Thema interessiert. Zum einen, weil ich mich anfangs sehr überwinden musste, mir den Blutstropfen abzuringen – wie wahrscheinlich viele Männer, die ein gestörtes Körperverhältnis haben, wobei ich inzwischen über diese Bedenken nur noch lachen kann. Aber mich hatten auch als ehemaligen Ressortleiter Technologie, der immer auf der Suche nach Innovationen war, diese sogenannten nichtinvasiven (weil sie nicht unter die Haut gehen) Messsysteme interessiert.

Die „Zucker-Uhr" geht nach

Allerdings merkte ich rasch, wie bei vielen bahnbrechend neuen Technologien, dass zwischen Ankündigung und tatsächlicher Realisierung meist viele Jahre liegen. Anschaulich zu studieren ist diese

Erfahrung, die ich immer wieder gemacht habe, an der mit großem Trara angekündigten „Zucker-Uhr" der Schweizer Firma Pendragon. Diese Uhr erzeugt ein schwaches elektromagnetisches Feld, das Veränderungen der elektrischen Leitfähigkeit der Haut registriert. Und diese Veränderungen wiederum resultieren aus unterschiedlichen Glukospiegeln des Blutes.

Die „Zucker-Uhr" steht still

Tja, tatsächlich ist es nichts geworden mit der blutfreien Messung des Blutzuckers. Zum einen funktionierte die „Zucker-Uhr" in der Praxis nicht zuverlässig genug, was besonders für insulinpflichtige Diabetiker ein Problem ist. Zum anderen waren Gerätepreise von einigen tausend Euro schlicht am Markt nicht durchsetzbar, wobei sich im Rahmen einer Massenproduktion dieser Preis natürlich dramatisch nach unten entwickelt hätte.

Genauso spannend wie die nichtinvasiven Systeme sind Meßgeräte, die kontinuierlich den Blutzucker feststellen. Auch das hat mich natürlich sofort fasziniert, und ich musste es gleich ausprobieren. Ein erster Versuch Ende 2002 war noch nicht so erfolgreich, weil das Gerät nicht richtig funktionierte.

Aber dann, ein Jahr später war es soweit: Am 18. November ließ ich mir in der Deutschen Diabetes-Klinik in Düsseldorf einen kleinen Sensor ins Bauchgewebe setzen (kein Problem, da wird einfach eine Nadel reingeschossen, und schon sitzt der Messfühler), und dieser Sensor wird über ein Kabel mit einem handygroßen Kästchen (es heißt CGMS Continuous Glucose Monitoring System) der Firma MedtronicMiniMed verbunden. War eine ganz lustige Prozedur, weil ich das „Versuchskaninchen" für dieses Verfahren war und um mich herum der agile Professor Martin, diverse Schwestern, ein Vertreter von MiniMed („Sie müssen die Nadel anders rum halten", zur Schwester) standen.

Ich also im Dienst der Wissenschaft, und das für vier Tage. So lange trug ich das „Handy" am Gürtel, das drei- bis viermal am Tag klassisch gemessene Werte zur Kalibrierung braucht und mit dem

Messen

ich schon bald problemlos leben konnte, selbst Joggen, Duschen bereiteten keine Probleme. Anschließend habe ich das Gerät in die Klinik zurückgeschickt und erhielt von Professor Martin kurz darauf per Mail die Auswertung. „Ich bin mit der Kurve zufrieden", meinte der Leitende Oberarzt der Klinik. Ich bin´s auch und zeige Ihnen mal das Ergebnis des vierten Tages.

Auf und nieder: Mein Zuckertagebuch

„Erst fang´n se janz langsam an, aber dann", heißt´s im Schlager. Leise wirkt der Weißwein und lässt kurz nach Mitternacht den Zuckerspiegel so langsam unter die 100-mg/dl-Grenze sinken, streift dann in der Nacht sogar den kritischen 70er-Wert (darunter gibt es oft gefährliche Unterzuckerungen, sogenannte Hypoglykämien, die solche Systeme hervorragend aufdecken können). Dann steigen die Werte langsam wieder, die Dämmerung ruft mit dem Dawn-Syndrom. Ja und dann kommt mein „Mighty Muessli", vielleicht einen Tick zu mighty, denn jetzt kommt das erste Hoch des Tages, das vielleicht ein kleines Infarktrisiko anzeigt.

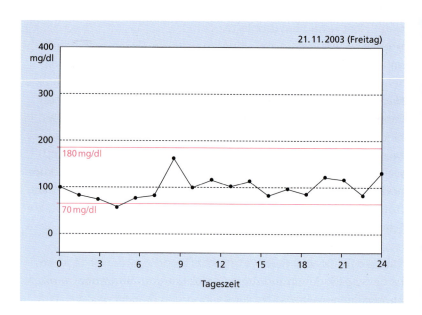

Messen

Etwas sehr Typisches für mich folgt am Nachmittag, Werte von unter 100, da ist Lady Insulin bei mir immer besonders in Hochform. Nach dem Abendessen darf Madame I. dann noch mal richtig ran, und weil's so gut lief, noch ein kleines Experiment zum Tagesausklang, eine Flasche Weißbier: Was ich schon immer ahnte, bestätigt sich: Das Getränk hat wohl eine ähnliche Wirkung wie Cola, der Zucker schießt hoch. Also, noch was gelernt, Weißbier ist gestrichen (hab letztes Jahr tatsächlich nur drei getrunken). Jetzt ins Bett, und tschüs!

Messen lassen: Das Langzeitgedächtnis HbA$_{1c}$

Das meiste können Sie selbst messen, das Wichtigste macht der Arzt. Es geht um einen ganz faszinierenden Zuckerwert, der auf den kryptischen Namen HbA$_1$ hört. Hb steht für Hämoglobin, den Farbstoff der roten Blutkörperchen. Befindet sich Zucker im Blut, geht das Hämoglobin damit eine unlösbare Verbindung ein, und es entsteht der HbA$_{1c}$, ein Wert, der präzise anzeigt, wie die durchschnittliche Blutzuckerkonzentration während der letzten drei Monate war.

Was dieses „verzuckerte" Hämoglobin einzigartig macht, ist die Unmöglichkeit, seinen Zuckerstatus zu tricksen. Auch ich ertappe mich dabei, mich über positive Einzelwerte zu freuen – und schlechte zu verdrängen. Der HbA$_{1c}$ bringt mich schnell wieder auf den Boden der Tatsachen.

Die Richtlinien sagen, dass ein Wert von 6,5 die kritische Grenze bildet. Alles, was darüber liegt, erfordert Behandlung: sei es die klassische medikamentöse, meine Methode oder eine Mischung aus beidem. Wobei es auch Experten gibt, wie etwa den Kölner Professor Dr. Peter Sawicki, die sich gerade für über 65-Jährige auch einen höheren Grenzwert von rund acht vorstellen können. Hintergrund sind die dramatisch steigenden Kosten (weshalb einzelne große Kassen natürlich ein besonderes Interesse an solchen Überlegungen haben) durch den sich epidemieartig ausbreitenden Diabetes 2. Wobei sich das Ganze auch als Milchmädchenrechnung entpuppen kann. Schließlich richten sich die vagabundierenden Zuckermoleküle bei ihrem Zerstörungswerk nicht nach deutschen Richtlinien.

Messen

Noch eine andere Sache wundert mich in diesem Kontext. Dieser Schlüsselwert ist nicht normiert: „Sie können die Werte der einzelnen Zentren nicht miteinander vergleichen", schreibt mir ein Chefarzt. So kann es also passieren, dass eine Größe, die etwa in Disease-Managemen Programmen ganze Kaskaden von Maßnahmen auslösen kann, Abweichungen von bis zu 0,3 Punkten nach beiden Seiten haben kann – was ich selbst festgestellt habe.

Standard – verzweifelt gesucht

Erst jetzt werden ernsthafte Schritte unternommen, den so wichtigen HbA_{1c} weltweit zu normieren. Darauf haben sich die Europäische Diabetes-Gesellschaft (EASD) und die Amerikanische Diabetes-Gesellschaft (ADA) verständigt. Wobei sich zeigt, welche Scheingenauigkeit dieser Langzeitwert lange vermittelte. Denn nach dem neuen Standard sinken die Absolutwerte um rund 1,7 Prozent. Wer also einen kritischen 7er-Wert hatte, wäre plötzlich bei beruhigenden 5,3.

Um die Patienten damit aber nicht zu verwirren (oder zu kritischen Fragen zu veranlassen), werden diese Werte einfach auf den „alten" Wert hochgerechnet. Immerhin, ein Gutes hat die ganze Sache: Der kommende Wert hat eine sehr viel höhere Verlässlichkeit.

Die Entwicklung des HbA_{1c} (mittlerweile kann ich das sogar auswendig aufschreiben) ist für mich der wichtigste Indikator, wie gut oder schlecht ich den Zucker im Griff habe. Als der Wert vor rund fünf Jahren dramatisch anstieg, habe ich mit dem Nachdenken über einen eigenen Weg begonnen. Sein tendenzieller Fall auf unter 6,5 und sein Verharren unter der 6er-Marke zeigt mir, dass meine Methode funktioniert.

Mein Weg in den „Honigfluss" – mein Königsweg heraus

Ich hatte vor dem jetzigen zwei Leben: ein beschauliches, ein verrücktes. Das beschauliche bestand aus dem Studium der Ökonomie in Basel bis 1974, dem ersten Job bei der Handelskammer in Berlin, einem über zwölfjährigen Journalistendasein mit Stationen bei der Frankfurter Rundschau, bei impulse, bei Capital. Die Herausforderungen hielten sich in Grenzen. Als Technologieressortleiter galt es, die Strapazen interessanter Reisen nach Amerika sowie die unverständlichen Vorträge der Entwicklungschefs von Computerkonzernen zu überstehen. Nur ab und an nickelte der große Journalist und Capital-Herausgeber Johannes Gross: „Ich grüße alle Anwesenden, insbesondere Hans Lauber mit seinem stechenden Blick".

Nur, an der Sottise mit dem stechenden Blick war natürlich etwas dran, etwas, was Gross (und ich) nicht wusste. Immer war der Diabetes als irritierendes Phänomen vorhanden. Die manchmal entzündeten, damit stechend wirkenden Augen waren ein kleines Zucker-Symptom. Aber immer achtete ich darauf, dass die Disposition keine wirkliche Chance zum Ausbruch bekam, sei es durch das Weglassen süßer Kalorienbomben zum Frühstück, sei es durch ab und an mal ein wenig Joggen oder mal 'ne kleine Fastenkur.

It´s Party Time. Dann kam ProSieben. Dann kam die verrückte Zeit. Von 1992 bis 1999 baute ich in der Vermarktungs-Unit des Senders zuerst die Kommunikation, dann das Marketing auf, hatte zum Schluss eine Abteilung mit über 30 Leuten, „ein Rudel Wölfe", wie es ein befreundeter Rhetorik-Berater nannte. Doch wir waren hoch motiviert, scheffelten für den anfangs belächelten Sender das Geld herein, inszenierten mit der TeleMesse das Branchen-Event, gingen mit unserer kleinen Firma und der von ihr ins Leben gerufenen Aktion „Mutige Unternehmer braucht das Land" zum Bundespräsidenten ins Schloss Bellevue und zeichneten dort innovative Firmen aus.

Zwölf-Stunden-Tage waren die Regel, am Wochenende wurden die strategischen Meetings abgehalten – und dann war da noch das Feiern, die ständigen Partys des vergnügungssüchtigen Mediums voller blonder, langbeiniger Kolleginnen des Schlags „Sex and the City".

Alles total durchgeknallt, leider auch der Diabetes. In dieser Zeit explodierten die Werte förmlich: Der Langzeitwert HbA_{1c} wollte nicht mehr unter acht fallen (6,5 ist wie gesagt die kritische Grenze), 1999 streifte er sogar die 10er-Grenze – alles eine Folge der permanenten Hektik, des unregelmäßigen und falschen Essens, des Zuviel an Alkohol, des Zuwenig an Schlaf.

Messen

Jetzt zog ich die Notbremse. Jetzt begann das dritte Leben. Das ausgeglichene. Ende 1999 verließ ich ProSieben, machte mich als Medienberater in München selbstständig. Und jetzt startete ich mein Rundum-Programm gegen die Zucker-Disposition. Damals war ich in regelmäßiger Behandlung bei einem Diabetologen. Er erläuterte mir drastisch die Konsequenzen einer unzulänglichen Blutzuckereinstellung: blind, impotent, Fuß ab und so weiter, Sie wissen.

Lebensgefahr. Um momentan die schlimmsten Folgen zu mildern, nahm ich die verschriebenen „Glucophage"-Tabletten. Doch ein Blick in den Beipackzettel („In sehr seltenen Fällen kann es zum Auftreten einer Blutübersäuerung mit Milchsäure kommen, die lebensgefährliche Ausmaße annehmen kann") sagte mir, das kann doch nicht die ganze Zukunft im Umgang mit dieser Störung sein. Nun fing ich an, mich systematisch mit der Krankheit zu befassen. Und schon bald merkte ich, dass es zwei wirksame Wunderwaffen gegen den Diabetes gibt: Laufen. Und das richtige Essen.

Also ging ich regelmäßig zum Laufen, und ich stellte meine Ernährung radikal um, verteilte das Essen über den Tag und harmonisierte das berufliche mit dem privaten Leben. Wie das genau geht, steht in den beiden folgenden Kapiteln. Nach nicht einmal zwei Jahren war der Erfolg da: Am 10. Januar 2001 lag der HbA$_{1c}$ bei 6,2 – ein Niveau, das er, egal wo gemessen wurde, in den letzten drei Jahren nie mehr überschritten hat. Und das Tollste: Ich brauche seitdem keine Medikamente mehr! Und dabei wollte mich der Arzt schon mal langsam mit den Vorteilen von Insulin vertraut machen. Gott sei Dank habe ich es nicht angefangen.

Seitdem stimmt der Zucker – aber es stimmt noch viel mehr: Das Gewicht geht in Richtung ideal, was zu sehen ist: „Du bist aber schlank", sagen die Frauen (die älteren Männer mit ihren Bäuchen nölen „an dir ist ja nichts dran"). Der Cholesterinwert ist perfekt – also sinkt das Infarktrisiko. Und die frühere Hektik ist einer größeren Gelassenheit (ist noch ausbaubar) gewichen. Aus all dem habe ich den Schluss gezogen: Ich bin gesünder als die Nichtdiabetiker, bin „Fit wie ein Diabetiker".

Messen

Messend messbar gesund

Immer noch messe ich regelmäßig den Blutzucker – ich will einfach wissen, wo ich stehe. Und wenn er zu hoch ist, esse ich anders, bewege mich mehr. Dass es mir gelungen ist, damit meinen Körper in Balance zu bekommen, zeigt der Kommentar zur Auswertung meines BMI-Wertes von 22: „Sie haben einen ziemlich guten BMI-Wert. Wahrscheinlich treiben Sie viel Sport und leben gesund". Stimmt!

To do's

Die wichtigsten Ergebnisse des Kapitels noch einmal als Handlungsanleitung

Messen *Sie sind beim Lesen stutzig geworden, grübeln, ob bei Ihnen Symptome nicht doch für Zucker sprechen. Schaffen Sie schnell Klarheit! Lassen Sie in einer guten Apotheke nüchtern den Blutzucker messen. Liegt er deutlich über dem Wert „100", gehen Sie zum Arzt, um das Ganze genauer zu bekommen, etwa mal den Langzeitwert festzustellen.*

Entscheiden *Lautet die Diagnose „Sie haben Typ-2-Diabetes", ist das erst mal ein Schock. Doch Sie haben eine Entscheidungsmöglichkeit, spätestens, wenn Sie dieses Buch fertiggelesen haben: Sie können die klassische, oft tablettengestützte Therapie wählen, oder Sie können nach meiner Methode vorgehen – oder anfangs beides mal mischen. Meine Methode erfordert mehr Überlegung und Disziplin, dafür bekommen Sie quasi als „Nebenprodukt" eine nie gekannte Fitness – und der Diabetes lässt sich in sehr vielen Fällen dauerhaft zurückdrängen.*

Handeln *Sie können entscheiden, mit welcher Methode Sie den Diabetes bekämpfen. Sie können aber nicht entscheiden, ob Sie den „Zucker" überhaupt bekämpfen. Dafür ist die Disposition, die unbehandelt schleichend eine Krankheit wird, zu heimtückisch – und zu folgenschwer. Denken Sie halt daran: Ohne Füße läuft sich's irgendwie schlecht. Also: Handeln!*

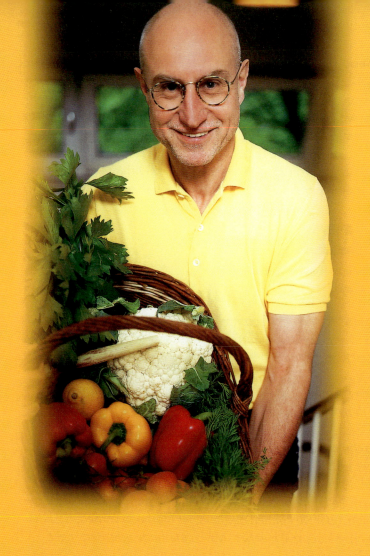

Essen

Das Ziel: Diabetesfrei ohne Spritzen und Pillen

Auch ich kann die Disposition zum Diabetes nicht beseitigen. Es ist mir nicht einmal gelungen, den Mechanismus vollständig zu verstehen. Wahrscheinlich habe ich genug Insulin – nur da, wo´s wirken soll, ist die Sensitivität herabgesetzt. Aber muss ich das wirklich so genau wissen? Ist die Botschaft der Diabetes-Disposition nicht eine ganz andere: Iss richtig! Bewege dich! Versöhne Beruf und Privat!

Vielleicht ruft Diabetes 2 (nicht Diabetes 1, da gelten ganz andere Mechanismen) wie in einem Theater: „Spiele mit mir! Ich habe ganz viele Ursachen. Du, Mensch, hast ganz viele Chancen, mit mir fertigzuwerden. Nutze sie." Ich habe sie genutzt. Und ich zeige Ihnen jetzt, welche Chancen Sie haben, aus der Diabetes-Disposition die Gesundheits-Option hervorzuzaubern – vielleicht sogar, ohne dass Sie Pillen und Insulinspritzen brauchen. Die können Sie immer noch nehmen, wenn meine Methode nicht anschlägt. Also, Vorhang auf zum Diabetes-Spiel.

Der Weg: Die 2:1-Regel aus Essen und Laufen

Man ist, was man isst. Nicht neu, aber für Diabetiker die zentrale Botschaft. Knuspriger Schweinsbraten, leckere Sahnetorte, und das am besten abends. Vergessen Sie's. Leichte, bekömmliche Speisen stehen künftig auf dem Plan, schön über den Tag verteilt. Damit haben Sie die Ausgangsposition für das Spiel gegen den Diabetes

Essen

geschaffen. Aber das wird nicht reichen. Nur wenn Sie sich reichlich und regelmäßig bewegen, gehen Sie als Sieger vom Platz. Denn Sie können noch so konsequent essen, ein wenig zuviel Glukose dümpelt immer noch in den Adern rum. Und die verbrennen Sie ganz einfach beim Laufen.

Auch eine Regel gibt es für dieses Spiel. Keine wissenschaflich exakte, eher eine virtuelle, die meine Erfahrungen mit dem Aufwand für Ernährung und Sport symbolisiert: Rund zwei Drittel schaffen Sie mit richtigem Essen, das restliche Drittel müssen Sie ablaufen. Dafür brauchen Sie aber auch keine stupide Diät einzuhalten, dürfen ruhig mal über die Stränge schlagen, leben also ganz normal, nur fitter. „Ihre Methode ist faszinierend", sagte mir der Stadt-Apotheker aus dem badischen Müllheim, „nur wär´s mir zu anstrengend". Mein Landsmann hat doppelt recht: Die Methode ist gut, aber sie erfordert auch Konsequenz. Vielleicht hätte ich ihm sagen sollen, dass sie auch manchmal Ergänzungen der Nahrung aus der Apotheke erfordert.

Das Ergebnis: Der Körper richtet´s

Gewinnen wollte ich ein einziges Spiel: das gegen den Zucker. Herausgekommen ist eine Kaskade von Siegen, die ich mir nie hätte träumen lassen. Seit dem energischen Kampf gegen den Diabetes habe ich jetzt plötzlich das Idealgewicht, habe das perfekte Körperfett („ein Traumwert", sagt mein Apotheker in Lörrach). Das Cholesterin ist so niedrig, dass sogar Ärzte erstaunt sind. Harnsäure, Leberwerte und ähnliche Landplagen sind kein Thema mehr. Sogar meine ewige Migräne traut sich lediglich noch nach zuviel Alkohol verschämt aus dem Bau, Schlafstörungen sind unbekannt, das Sodbrennen verschwunden – konsequenterweise habe ich den früheren ständigen Begleiter, den Säureblocker „Talcid", jetzt weggeworfen.

Werte. Stop, Aufschneider, werden Sie rufen. Ja, ich bin Marketing-Mann, da gehört das Verkaufen zu den Grundwerten. Aber alles stimmt, ich kann Ihnen die Laborwerte zeigen. Das meine ich, wenn ich von einem vernetzten System spreche, wo alles miteinander zusammenhängt. Hätte ich allein mit Tabletten den Diabetes bekämpft, wären wahrscheinlich das Gewicht, das Cholesterin zu hoch geblieben. Hätte ich das Cholesterin mit Tabletten bekämpft (ein gefährliches Stichwort hierzu: Lipobay), dann wäre möglicherweise eine dieser teuren Kaskaden in Gang gekommen, an deren Ende zu wenig Gesundheit, dafür aber ein zufriedenes Pharmaunternehmen steht. Und jetzt verstehen Sie noch besser, was ich meine mit „Fit wie ein Diabetiker".

Launische Diva Insulin

An richtige Diven erinnern mich die Geschöpfe des Herrn Langerhans – kapriziös, unberechenbar und launisch. Wahrscheinlich sind Insulin und Glukagon richtige blonde Teufel, sind nicht da, wenn sie gebraucht werden, wenn sie da sind, haben sie keine Lust, und plötzlich sind sie ganz lieb. Aber auch der ärgste blonde Teufel lässt sich irgendwann in die Karten blicken und mit der Zeit sogar ein bisschen ausrechnen.

So ist das Insulin morgens am kapriziösesten, kaum da, entsetzlich träge. Mittags ist die Stimmung unserer Hormon-Diva sehr gut, am Nachmittag läuft sie jedenfalls bei mir langsam zur Form auf – und am Abend, je nach Laune. Und dann ist da noch die Diva Glukagon, die immer das Gegenteil von der anderen macht, und von der wissen wir noch weniger, die ist noch rätselhafter.

So rätselhaft die Diven sind, eins beherrschen sie wie echte Diven, sie sind zickig: Regiert Lady Insulin in der Blutbahn, hat die schlankmachende Lady Glukagon (die auch Fastenhormon heißt) nichts zu sagen. Auch fettabbauende Enzyme dürfen dann keinen Auftritt haben. Das hat zur Folge, dass lange Auftritte von Madame Insulin Fett in die Fettzellen sperren, was nachhaltig dick macht. Deshalb ist es so gefährlich, schnelle Zucker (etwa Weißmehl) zu essen, die sofort einen Insulinausstoß bewirken. Wer also regelmäßig morgens ein richtig dickes Weißbrot mit dick Marmelade drauf plus Kaffee mit Zucker zu sich nimmt, hat schon für den ersten Zuckerkick des Tages gesorgt.

Essen

Wie essen? Sequentiell und High noonig

Ein über 80jähriger Landarzt aus meiner südbadischen Heimat hat mir das so beschrieben: „Du nimmst ein Wurstbrot, schneidest es in fünf Teile und isst das Ganze in zwei Stunden". Sequentiell halt. Ein erster Trick gegen Lady Insulin: Statt den Körper mit großen Mengen zu belasten, weil das vorhandene Insulin nicht ausreicht, über den Tag bis zu sechs kleinere Portionen verzehren – was überdies den Vorteil hat, dass das Essen weniger ermüdet. Klingt doch nicht schlecht, sequentiell. Ich hätte natürlich auch „portionsweise" schreiben können. Aber dann hätten Sie´s nicht gelesen. Und jetzt wollen Sie natürlich wissen, was High noonig heißt. Sie kennen´s aus dem berühmtesten Western, „High Noon": dann, wenn um zwölf Uhr mittags zum Höhepunkt des Films Gary Cooper als Ex-Marshal für Recht und Ordnung den Colt zieht. Die Mittagszeit ist künftig auch für Sie der Höhepunkt. Nicht zum Showdown, aber zum großen Essen, wenn Sie´s denn ab und zu brauchen. Denn wenn schon opulent, dann mittags. Den Grund kennen Sie: Mittags und nachmittags ist das Insulin meist ein dienstbarer Geist. Da können wir von den Franzosen lernen, die gerne mittags große Menüs zelebrieren. Aber auch bei uns lässt sich´s ab zwölf trefflich speisen.

Spitzenköche haben Spitzenprodukte

Früher habe ich an dieser Stelle des Buches ein wenig zu protzig mit meinen Besuchen in den besten Restaurants geprahlt, etwa bei Dieter Müller. Gut, das entsprach meinen damaligen finanziellen Verhältnissen und es ist ein Teil von mir, den ich auch nicht missen will. Aber dieser Part hat immer wieder zu Missverständnissen geführt, hat die „Lauber-Methode" in ein elitäres, „nur etwas für Reiche"-Licht gerückt – vor allem bei denen, welchen meine medikamentenfreie Methode aus Geschäftsgründen eh suspekt ist. Damit wird meine Methode aber total verkannt, sie „geht" auch ganz preiswert, mit schlichten Produkten vom Bauern, die selbst zubereitet werden.

Trotzdem möchte ich noch einmal eine Lanze für viele Topköche brechen – auch wenn ich mir deren Häuser derzeit nicht leisten kann: Die kreativsten von ihnen, wie etwa Thomas Bühner in Osnabrück oder

Essen

Klaus Erfort in Saarbrücken, arbeiten mit unwahrscheinlich guten und frischen Produkten, vor allem tollem Fisch mit ganz vielen Herz gesunden Omega-3-Fetten. Und sie verstehen es, diese Produkte mit neuen Kochtechniken sanft zuzubereiten, etwa gegart mit Vitamin schonenden Niedertemperaturen oder im Vakuum. Mein Wunsch an diese Köche: „Bieten Sie diese wunderbare Küche *pur* auf einfachen Tellern an, ohne das ganze Brimborium aus teuren Gläsern und vielen Kellnern. Sie könnten damit eine Genuss-Gesundheitsküche kreieren, die Zukunft hat!"

Was essen? Mittelmeer, Regenbogen, Gefühl

Haben Sie schon einmal im kleinen Olympia-Hafen von Barcelona in einem dieser einfachen Fisch-Restaurants gesessen? Dann wissen Sie, was die Mittelmeer-Küche ist. Küche! Nicht Diät, wie es unsere Frauenzeitschriften missverstehen. Auf dem Tisch stehen rohe Gurken, Karotten und Sellerie, Mineralwasser und ein leichter Weißwein. Zum gedünsteten oder gegrillten frischen (ja, frischen) Fisch gibt es leicht blanchiertes Gemüse und einen knackigen Salat mit Essig und einem Hauch kaltgepressten Olivenöls. Wer´s möchte, kriegt hausgemachte Teigwaren und Fleisch, aber nur, vernünftigerweise, als Miniportion. Und als Nachtisch herrlich gereiftes Obst aus Katalanien. Ach so, wenn Sie mal hingehen: Um zwölf ist keiner da, High Noon ist dort erst drei Stunden später. Dann ist´s voll. Nähmen Sie noch teutonisches Vollkornbrot dazu, frisch geschrotete Körner, schon hätten Sie eigentlich die perfekte Diabetiker-Kost.

„Essen Sie den Regenbogen", sagt der Ernährungsexperte Professor Hademar Bankhofer. Was für eine wunderschöne Metapher für einen scheinbar banalen Ratschlag: Er meint damit, Obst und Gemüse in all seiner Farbenpracht essen. Eine leichte Übung, werden Sie sagen, einfach Paprika, rot, grün, gelb, damit ist schon mal ein großes Farbspektrum abgedeckt.

Stimmt, aber welche Nuancen entgehen Ihnen, allein bei Rot: dunkelrote Kirschen, prallrote Tomaten (besser nicht aus Holland), knackigrote Radieschen, rotgesprenkelte Erdbeeren, rote Himbeeren. So viel zu Rot. Und dann noch das Spektrum der orangen Möhren, der blauen Pflaumen, der schwarzen Johannisbeeren, der violetten Auberginen, des scharfbraunen Meerrettichs. Das mit dem

Essen

Regenbogen finde ich immer noch eine der besten (und schönsten) Ernährungsregeln, die es gibt.
Bio-Schwung. Läuft Ihnen das Wasser im Mund zusammen? Ihr Körper jubiliert jedenfalls. Denn mit dem „Regenbogen" offerieren Sie ihm eine unendliche Vielfalt an Vitaminen und Spurenelementen. Viel mehr, als jede noch so ausgeklügelte Vitaminmischung aus der Apotheke bieten kann. Wir kennen einige hundert Stoffe, die Natur kennt einige tausend. Und in den frischen Produkten sind die Stoffe vital, treten mit anderen lebenden Stoffen in Wechselwirkung – und bringen so unseren Stoffwechsel in ungeahnter Form in Schwung. Die Fachzeitschrift „natur & kosmos" bringt es auf den Punkt: „Die beste Pille ist Natur pur, also möglichst viel, möglichst frisches Obst und Gemüse in schonender Zubereitung". Und ich ergänze: möglichst aus biologischem Anbau.

Schon wieder so ein Bio-Apostel, werden Sie sagen. Die positive Wirkung ist doch gar nicht bewiesen. Ich gebe zu, leicht ist der Nachweis nicht, aber einige eindeutige Indizien gibt es doch: So haben Forscher herausgefunden und im „Journal of Nutrition" publiziert, dass Suppen aus biologisch angebauten Gemüsen mindestens sechsmal so viel Salicylsäure enthalten, was der Arterienverhärtung und dem Darmkrebs entgegenwirkt. Bemerkenswert ist auch der Grund, warum die gesunden Pflanzen den höheren Wert der heilenden Substanz aufweisen: Da sie keine Pestizide erhalten, müssen sie sich den Schutzfaktor selbst herstellen.
Aber, werden Sie jetzt sagen, nicht überall, wo Bio draufsteht, ist Bio drin. Stimmt. Aber weil härter als im konventionellen Bereich kontrolliert wird, ist die Gefährdung geringer.

Bio ist Boom geworden

Auch mich hat überrascht, wie innerhalb von wenigen Jahren ökologische Lebens-Mittel vom Nischen- zum Trendprodukt geworden sind. Mit der Gefahr, dass auch diese wertvollen Nahrungsmittel den Billiggesetzen der Discounter ausgesetzt werden. Vor allem, wenn die Produkte aus der ganzen Welt nach Deutschland geflogen werden. Zum einen sind im Ausland die Standards nicht so hoch wie bei uns, zum anderen wird auch ein ökologisches Lebens-Mittel mit vielen Flugmeilen im Gepäck zum Mittel, das der Erde wieder einen kleinen Todesstoß versetzt.

Warm-Kocher. So viel zu Bio – und noch etwas zum Kochen: Werden Sie beim Umgang mit Vitaminen zum Warm-Kocher. Denn spätestens ab 80 Grad wird den meisten Vitaminen das Leben ausgehaucht. Also schonend. Nur so kann die Losung gelten: „Der Körper wird´s richten." Der Regenbogen weist ihm den Weg.

Gefühlte Intelligenz. Hören Sie auf Ihr Gefühl, jedenfalls ab und zu. Bei den Tieren heißt dieses Gefühl Instinkt. Schon die Griechen wussten, dass kranke Pferde plötzlich nur noch Trigonella-Blätter fraßen – ein bohnenartiges Gewächs, das auch als Gewürz verwendet wird. Ein gutes Gewürz, denn es ist heute auch Bestandteil von Präparaten, die den Zucker senken sollen. Ein weiteres Beispiel für dieses, von den Medizinern somatische Intelligenz genannte Phänomen sind zuckerkranke Kinder, die in der Schule heimlich von der grünen Schulkreide naschen, weil die Farbe Chrom enthält, ein Spurenelement, das Insulin wirksamer werden lässt. Ein wenig habe auch ich von dieser somatischen Intelligenz (wenigstens eine) abbekommen, weil ich wahnsinnig gerne Nüsse esse – auch sie enthalten Chrom.

Rollentausch: 1. Eiweiß 2. Kohlenhydrate 5. Fett

Egal, was Sie essen, aus den drei Bestandteilen Eiweiß, Fett, Kohlenhydrate besteht es immer. Leider ist in unserer „Zivilisation" die Reihenfolge der Relevanz ein wenig durcheinandergekommen.

1. Eiweiß: Erster sein

Das Glück hat einen Namen: Serotonin. Wer genug von diesem Hormon hat, ist zufrieden, ist glücklich. Und was isst der Glückspilz? Linsen, Reis und Magerkäse. Das hätten Sie nicht gedacht. Aber diese Produkte enthalten die essentielle Aminosäure Tryptophan, aus der im Körper das Positivhormon Serotonin gebildet wird.

Essen

22 Aminosäuren braucht unser Körper. Die meisten kann er selbst herstellen, bei acht ist er auf Hilfe von außen angewiesen, diese heißen essentiell (ein unglücklicher Name; schließlich sind alle wichtig. Es bezieht sich darauf, dass sie durch die Nahrung zugeführt werden müssen). 22 Aminosäuren, die ihren Namen zu Recht verdienen: Bausteine des Lebens. Sie bilden die Bausteine für das Eiweiß, den Stoff, aus dem alles Leben ist. Immunsystem, Knochen, Muskeln, Hormone, sogar das Gedächtnis, alles besteht aus viel Eiweiß.

Protein heißt bei den Griechen das Eiweiß. „Erster" heißt das übersetzt. Wie recht die alten Griechen hatten. Das kann niemand so gut bestätigen wie Dr. Michael Spitzbart, der deutsche Eiweiß-Papst. Der führende Fitness-Consultant für Unternehmer und Manager hat sich intensiv mit der Rolle des Eiweißes für unsere Leistungsfähigkeit und unser Wohlbefinden auseinandergesetzt. „Siegesstoffe" nennt er die Aminosäuren, und er hat auch eine spezielle für die Diabetiker entdeckt.

Arginin: Der Siegesstoff für Diabetiker

Wahre Wunder vollbringt die teilweise essentielle Aminosäure Arginin (teilweise essentiell, weil sie im Alter kaum mehr vom Körper gebildet wird). Arginin, das in Erdnüssen, Haselnüssen, Mandeln und Linsen (selbst ein hervorragender Eiweißlieferant) enthalten ist, hilft, Insulin zu bilden, und läßt es besser wirken. Und Arginin hilft den roten Blutfarbstoff Hämoglobin aufzubauen – entscheidend für die Sauerstoffversorgung des Blutes.
Aber das ist noch nicht alles: Zusammen mit dem Schwester-Amino Lysin produziert Arginin das Wachstumshormon HGH, der Jungbrunnen für ein fittes langes Leben – allerdings nur nachts, und auch das nur ohne vollen Bauch und ohne Alkohol, sagt Dr. Spitzbart. Was nicht heißt, dass die gesamte ärztliche Zunft diese Meinung über die Arginin-Wirkungen teilt.

Der Sieger darf nicht siegen

„Bahn frei für die Sieger, Bahn frei für die Proteine" müsste die frohe Botschaft aller Ernährungswissenschaftler lauten. Weit gefehlt.

Essen

Noch immer verteufeln viele Experten das Eiweiß, werfen ihm schlimme Dinge wie Gicht vor, warnen vor Überversorgung. Auch hier differenziert Protein-Papst Spitzbart. Gicht kommt von überhöhter Harnsäure, und die kommt von zuviel Wurst und Fleisch – die andererseits wiederum eine Menge Protein enthalten. Aber einen überhöhten Eiweißspiegel hat er in seiner langjährigen Praxis noch nicht erlebt. Im Gegenteil. Die meisten Menschen haben zu tiefe Werte. „Das Leben beginnt mit 7,7 g/d Gesamteiweiß", sagt der Mittvierziger, der seine Zuhörer auch nach Stunden noch locker zu faszinieren weiß. Wenn Sie keine Lust zum Messen haben, gibt es auch eine einfachere Testmethode: Bilden die Strümpfe abends kleine Dellen in der Haut, fehlt etwas. Also endlich mal Linsen auf den Speisezettel.

Eine Diabetiker-Gruppe muss allerdings beim Eiweiß aufpassen: Es sind die Leute mit Nierenschäden. Aber so weit wollen wir es ja gar nicht erst kommen lassen.

Lebens-Mittel: Werden Sie Eiweiß-Schnüffler

Wo ist er denn nun, der Lebens-Saft? In vielen Lebensmitteln, selten aber als wirkliches Lebensmittel. Eitles Wortgeklingel? Leider nein. Im Gegensatz zu Fett, das praktisch 100 Prozent rein vorkommt, etwa als wunderbares frischgepresstes toskanisches „Olio vergine", ist Eiweiß ein Kombipräparat. Mal ein eingängiges Beispiel: Austern. Bestehen zu zehn Prozent aus Eiweiß, zu fünf Prozent aus Kohlenhydraten und einem Prozent aus Fett. Der Rest? Wasser.

Prozentual das meiste Eiweiß haben Fleisch, Fisch, Käse; so kommt die von mir so geschätzte Weißwurst beim „Weißwurst-Papst" Ludwig Wallner in der Gaststätte Großmarkthalle auf runde elf Gramm Eiweiß pro 100 Gramm. Leider verstecken sich in der Pelle auch noch 27 Gramm Fett und noch ein paar weitere Gemeinheiten wie in allen Würsten (kommen bei den „Todsünden"). Geeigneter sind da schon einige Fleischsorten wie *mageres* Lamm-, Kalb- und Rindfleisch mit einem Eiweiß/Fett-Verhältnis von 20 zu 5. Genausogut schneiden die fettarmen Geflügel ab.

Essen

Wildes Eiweiß. Fast vergessen, deshalb hier besonders erwähnt: Wild. Für unsere Vorfahren war das Fleisch wilder Tiere die wichtigste Eiweiß-Quelle. Für mich gehört zur gesunden und fettarmen Ernährung auch Wild. Nicht täglich natürlich, denn auch dieses Fleisch enthält einige, nicht nur gesunde Säuren. Aber so dreimal im Monat in der Saison.

Wo Wild kaufen? Etwa in Köln in der Apostelnstraße, da wo´s auch noch kleine Läden gibt, etwa „Filz Gnoss", passend zum Kölner Filz. Gegenüber eines meiner Lieblingsgeschäfte, die Wildhandlung „Brock" mit dem Besitzer Hans Georg Rochow. Was für ein lebensfroher Mensch. Was für ein prächtiges Angebot. Nicht nur bestes Wild aus der Eifel, etwa die herrlichen Hirschfilets. Hier gibt es auch das schon erwähnte Geflügel in bester Qualität. Angemessen teuer, aber unübertrefflich als Poularde aus der Bresse.

Mager-Kalb, zarte Putensteaks, herrliche Hirschfilets. Was noch? Natürlich Fisch, aber sicher nicht als Stäbchen. Die meisten Fische, die nach dem Schwimmen keine Dose oder Marinade gesehen haben, kommen auf Eiweißwerte von 20 Prozent – und das bei teilweise unter einem Prozent Fett; mit einigen Ausnahmen natürlich wie Aal, Karpfen, Lachs, die sich schon mit größeren, aber oft Omega-3-gesunden Fettpolstern durchs Wasser schieben. Aber sonst ist Fisch das perfekte vitale Eiweiß – wenn er nur etwas frischer in Deutschland zu kriegen wäre. Auch hier zwei Fachgeschäfte, mit denen ich gute Erfahrungen gemacht habe: Poseidon am Münchner Viktualienmarkt. Und um die Ecke ist gleich der Tölzer Kasladen, Deutschlands bestes Käsegeschäft.

Riecht der Fisch schon „fischig", findet der gewiefte Eiweiß-Schnüffler eine glänzende Alternative: Getreide, das Mittel, aus dem das Leben entsteht. Die gute alte Haferflocke, das Getreidekorn, aber auch die Hirse, der Bulgur haben Eiweißwerte um die zehn Prozent – dabei kaum Fett und schöne, für den Diabetiker gut verwertbare Kohlenhydrate. Sozusagen die Königsklasse unter den Eiweißen.

Getreide ist Leben. Lassen Sie Getreide in Wasser quellen, nach einer Woche fängt es an zu sprießen. Wenn nicht, war die Strahlenkanone am Werk, die gerne auch eines dieser letzten Lebensmittel-Leben denaturalisiert. Schießen Sie zurück. Werfen Sie das Tot-Getreide mitten in den Laden. „Wer sich nicht wehrt, lebt verkehrt" stand früher an Berliner Hauswänden.

Die Bibel hat auch mal nicht recht. Dort ist ein Linsengericht etwas Wertloses. Dabei ist dieser Hülsenfrüchtler etwas vom Wertvollsten, was es gibt, spielt in der gleichen Top-Liga wie das Getreide. Über 20 Prozent Eiweiß hat dieses frühere Grundnahrungsmittel von Ägyptern und Römern. Auch andere kleine Früchtchen verbergen unter ihrer Hülse Prächtiges: die Erbse beispielsweise, die es im getrockneten Zustand ebenfalls auf rekordverdächtige 20 Prozent bringt. Und noch etwas Tolles haben diese Hülsenfrüchtler: richtig viel Ballaststoff. Der Stoff für einen starken Abgang.

Alles Käse? Nicht ganz. Aber das Milchprodukt von Kuh, Ziege und Schaf ist ein Wechselbalg. Teilweise bis zu 30 Prozent Eiweiß, aber oft auch gleich viel Fett – und das können wir Diabetiker schon gar nicht gebrauchen. Jedenfalls nicht oft. Für häufig deshalb lieber Hüttenkäse, Ricotta und mein Geheimfavorit, Harzer. Hat 20 Gramm Eiweiß, null Gramm Fett, schmeckt aber manchen trotz meiner „Anmache" aus Zwiebeln und Essig ein bisschen fad. Was sicher auch an unserer industriellen Machart liegt. Wenn Sie Glück haben, hat Susanne Hofmann vom Tölzer Kasladen sogar den richtigen „Harzer". Er heißt dann Graukäse und kommt statt vom Brocken im Harz aus Österreich. Ich habe ihn probiert. Kein Vergleich mit den hiesigen.
Wow, war viel. Aber so viel Platz muss sein für das Protein, das erste Lebens-Mittel.

2. Kohlenhydrate: Je länger, je lieber

Kohle, das klingt nach Wärme, nach Kraft. Eine richtige Analogie. Liefert Eiweiß das Lebensgerüst, stellen die Kohlenhydrate den Kraftstoff bereit, bilden deshalb auch rund die Hälfte unserer Nahrungsmenge. Die vor allem in Obst, Gemüse, Getreide und Milchprodukten enthaltenen Kohlenhydrate wandelt der Darm in Zucker um. Zucker, auf den das Gehirn lebensnotwendig angewiesen ist. Des-

Essen

halb speichert der Körper wie in einem Reservetank immer rund ein Pfund Zucker, um die Gehirnfunktion sicherzustellen, aber auch um, etwa bei einer körperlichen Anstrengung, die Muskeln zu versorgen.

Schneller Kick. Aber Kohlenhydrate liefern keinen homogenen Brennstoff, sondern einen mit verschieden schnell wirkenden Komponenten. Den direkten Kick bieten Einfachzucker (der Name ist Programm), die in Bonbons, Traubenzucker, Likören vorkommen. Sie gehen sofort ins Blut, sofort ins Gehirn. Ein befreundeter Journalist setzt diesen Effekt bewusst ein, schaufelt eine Tüte Gummibären in sich rein, bevor er in die Tasten greift. Allerdings muss er nach einer runden Stunde mit der Geschichte fertig sein, weil dann die Wirkung verpufft, sich gar ins Gegenteil verkehrt. Auch ich habe früher oft süße Schokolade beim Schreiben gegessen mit den bekannten Folgen.

Diabetiker müssen auf den schnellen Zuckerkick verzichten. Sie haben nicht genügend oder nicht genügend wirksames Insulin, um mit dem Zucker fertigzuwerden. Aber auch sie brauchen Kohlenhydrate. Allerdings längerkettige, die der Darm nicht so rasch in die benötigte Glukose spalten kann. Solche finden sich in den zitierten Hülsenfrüchten, in halbreifen Bananen und natürlich im Basis-Kohlenhydrat, dem Vollkornbrot.

Diabetiker-Gemüse. Eine ganz wunderbare Hülsenfrucht ist die Bohne. Sie enthält nicht nur das, was auch nur die Kohlenhydrate enthalten: die wichtigen Ballaststoffe. Sie ist auch ein Gemüse, das sich positiv auf den Zuckerstoffwechsel auswirkt. Aber auch diese „guten" Kohlenhydrate nicht auf einmal in sich reinstopfen, sondern, Sie ahnen es, sequentiell essen.

Sehr viel sorgloser, ja verschwenderisch können Sie mit Obst, mit Salat umgehen – neben Gemüse die wichtigsten Bausteine für Ihre Frischeversorgung. Für mich gehören Äpfel zur Tagesversorgung. Am liebsten solche von heimischen Streuobstwiesen. Überhaupt versuche ich, hier wachsende Sorten auch von hier zu bekommen. Es will mir nicht einleuchten, dass ein Apfel aus Neuseeland zu uns kommen muss. Die sollen uns die Kiwis schicken, wobei auch die schon am Kaiserstuhl in Baden wachsen.

Essen

Etwas vorsichtiger bin ich mit dem Salat am Abend geworden. Da behaupten einige Wissenschaftler, dass der nach 18 Uhr gegessen, wie ein faulender Kompost im Magen liegt und Gärgase entwickelt. Einige Wissenschaftler schwören auf diese Theorie. Spitzbart sagt „Quatsch". Ich esse es einfach.

Gambler. Mit den Kohlenhydraten müssen Sie spielen lernen. Da müssen Sie durch Messen herausfinden, wie sie wirken. Danach müssen Sie entscheiden, wie Sie die Glukose-Überschüsse im Blut, die sich nie ganz vermeiden lassen, weg laufen. Nur wenn Sie die Kohlenhydrate, das quantitativ wichtigste Lebensmittel, in den Griff kriegen, funktioniert meine Methode. Nur dann können Sie Ihren Diabetes möglichst lange ohne Spritzen und Pillen beherrschen.

Auch ich erlebe immer wieder Überraschungen mit den Kohlenhydraten. So habe ich eine Zeitlang gedacht, abends kaum was essen, mit einem leichten Hungergefühl ins Bett gehen, bringt einen niedrigen Zuckerspiegel. Oft war es am nächsten Morgen das Gegenteil: leicht erhöht, weil der Körper wohl Glukose aus der Leber ins Blut pumpt.

Oder das große Staunen vor einem Berlin-Marathon: am Abend die Super-Portion Nudeln. Volle Pulle Kohlenhydrate, um Energie zu haben. Und was zeigt am Morgen die Zucker-Uhr? Unter „100". Es war trotzdem ein gutes Omen. Zwei Bananen mehr gegessen – und erstmals unter vier Stunden gelaufen.

So, nun kommen zwei Punkte, die mich seit Jahren intensiv beschäftigen, der Glykämische Index und der Umgang mit Zucker. Lassen Sie sich überraschen.

Glykämischer Index: Schießen! Fließen! Tröpfeln!

Gut, dass es Leser gibt, die gute Ideen haben. So wie eine Leserin aus Passau, die anmahnte, dass in meiner ersten Auflage nicht steht, wie schnell die Kohlenydrate ins Blut gehen, ob sie „schießen, fließen oder tröpfeln", wie sie sich ausdrückte. Danke für die wunderbare Erläuterung des Begriffs Glykämischer Index.

Essen

Wahre Wunderdinge werden diesem Wortungetüm in den letzten Jahren nachgesagt. So soll er, richtig angewandt, das Abnehmen beflügeln, den Zucker senken, die sportliche Ausdauer erhöhen. Immerhin, ein Wunder hat er tatsächlich vollbracht, er hat den Franzosen Michel Montignac richtig reich gemacht. Der hat genau das gemacht, was meine Passauer Leserin schreibt, die Kohlenhydrate in drei Gruppen eingeteilt (wobei die Methode selbst nicht von ihm ist, er hat sie nur sehr geschickt kommerzialisiert): Da ist eine Gruppe von Produkten, die den Zucker schnell ins Blut schießen lassen. Dazu gehört an erster Stelle der Traubenzucker (mit dem Index 100).

Etwas günstiger sind die „fließenden" Kohlenhydrate einer mittleren Gruppe, wie etwa Vollkornbrot, Ananas, Müsliriegel, Haferflokken, Zuckermais. Den niedrigsten glykämischen Index, und damit für Diabetiker am günstigsten, haben Erbsen, Möhren (aber nur roh!), Äpfel, Vollkornspaghetti, Linsen, Salat und absoluter Spitzenreiter die Erdnuss (mit dem Index 14), da tröpfelt's nur noch ins Blut.

Vieles von dem war mir bekannt, steht auch so in der ersten Auflage, vor allem wie wohltuend Gemüse und Salate sind. Was mir neu war und geholfen hat, ist die segensreiche Wirkung von Hartweizengrießnudeln, also die italienische Pasta, nicht die deutsche Hochzeitnudel. Das erklärt auch, warum ich vor dem Marathon so einen tollen Zuckerverlauf hatte. Interessant ist auch, welch ein Wechselbalg die Kartoffel ist. Je nachdem, ob sie gebacken (hoher Index) oder als Salzkartoffel (niedriger Index) daherkommt, wirkt sie ganz unterschiedlich. Aber Vorsicht, der Index ist mit vielen Unwägbarkeiten behaftet. Ist etwa viel Butter im Kartoffelstock, dann ist der glykämische Index günstiger, da das Fett die Kohlenhydrataufnahme bremst. Aber was ist mit dem Fett, ist ja auch nicht so gut? Ja, das passiert halt, wenn man sein Essverhalten allein an einem Index ausrichtet – eine ganzheitliche Gesundheit wird das nie.

Montignac verliert ...

Dennoch, so ganz daneben ist's natürlich nicht. Bei intelligenter Anwendung kann der glykämische Index helfen, den Zucker zu sen-

Essen

ken, Studien sprechen von Langzeiteffekten von rund zehn Prozent. Auch für das Abnehmen scheint es zu funktionieren, immerhin berichten Montignac-Anhänger in glühenden Farben von wahren Schlankheitswundern. Wie alle einseitigen Kuren mag das kurzfristig sicher richtig sein, aber langfristig gilt wohl, was die Stiftung Warentest zu Montignac sagt: „Aus ernährungsphysiologischer Sicht abzulehnen". Auch deshalb, weil er doch sehr einseitig mit viel Fleisch, also vielen säurebildenden Purinen arbeitet. Und mit der starken Betonung von Desserts kann ich eh nichts anfangen.

Mittelmeer gewinnt

Was bleibt? Ergänzend angewandt ist der glykämische Index ein gutes Hilfsmittel für Diabetes 2. Und wem das mit den vielen Werten zu kompliziert ist, für den hat die Dortmunder Ernährungswissenschaftlerin Dr. Anette Buyken eine gute Empfehlung: „Die Mittelmeerküche ist ein praktisches Beispiel für eine Kost mit niedrigem glykämischem Index". Na also, warum kompliziert, wenn´s doch auch einfach geht.

Nun zu dem Stoff, der dem ganzen Diabetes den populären Namen gibt, dem Zucker.

Zucker: Wär er wieder Gewürz, wär´s gut

Nein, ich schwöre nicht ab! Bei meiner Methode gibt´s keine schnellen Süßigkeiten. Auch wenn ich fast gebetsmühlenartig immer wieder beschworen werde, das mit dem Zucker doch nicht so eng zu sehen – vor allem Ernährungsberater entpuppen sich als wahre Fans der weißen Ware.

Also, mal ein paar Fakten: Natürlich bekommt einer, der keine Disposition hat, keinen Diabetes, auch wenn er noch so viel Zucker isst; er wird zwar dick, aber das ist was anderes. Auch jemand, der eine Disposition hat, wird durch die schnellen Zucker, wie sie in Colas (20 Zuckerwürfel sind in einer Flasche), vielen Riegeln stecken,

Essen

nicht automatisch Diabetiker – aber er arbeitet kräftig daran. Denn gerade die schnellen Zucker lassen den Glukosespiegel ansteigen, daraufhin schüttet der Körper Insulin aus, um das Zeug wieder abzubauen. Nur, Insulin ist ein Masthormon, macht also dick. Damit führt diese **Zucker-Insulin-Schaukel** geradewegs ins Übergewicht und damit zur Hauptursache von Diabetes 2.

Als Messfreak habe ich das natürlich ausprobiert. Mittags bei einem Ausgangswert von 110 mg/dl eine Flasche eiskalte Coca Cola, die klassische natürlich, getrunken. „Ah, schmeckt echt gut", Träume an den Cola-Ball, mein Tanzvergnügen als 16-jähriger kamen hoch, selige Erinnerungen, fehlte nur noch Bill Haley.

Jäh entrissen aus den Jugendträumen wurde ich nach einer Stunde, als ich auf mein Display schaute: 172, leuchtete es da! Ein Hammerwert, eine dieser gefährlichen Zuckerspitzen, und das alles mit einem Fläschchen Coke. „Wir leben mit dem Stoffwechsel eines Steinzeitmenschen in einer colaisierten Gesellschaft und haben für das Kohlenhydrat Zucker kein genetisches Programm", sagt Professor Fritz Hoppichler, Chef der Inneren Medizin am Krankenhaus der Barmherzigen Brüder in Salzburg.

Wanderprediger der Zuckerbosse

Vorsicht Cola, müsste die Wissenschaft rufen. Tut sie aber nicht. Im Gegenteil: „Zucker hat nichts mit Zucker zu tun", sagt Udo Pollmer, einer unserer TV-Gelehrten, dessen Markenzeichen es ist, immer das Gegenteil von dem zu sagen, was gängige Lehrmeinung ist. Für die Medien ist so einer natürlich eine tolle Nummer. Für die Betroffenen hat er aber eher schädliche Nebenwirkungen. Denn welches Kaffeekränzchen wiegt sich nicht gerne in seliger Kuchensicherheit mit dem Satz „Der Pollmer sagt auch, dass ein Stückchen nicht schadet". Und wenn eins nicht schadet, schaden zwei sowieso nicht.

Unzweifelhaft ist der hohe Zuckerkonsum einer der Hauptauslöser des Wohlstandssyndroms aus Diabetes, Übergewicht, Herz-Kreislauf-Krankheiten. Beweise, rufen mir Ernährungsdogmatiker zu.

Essen

Nichts ist einfacher: 1850 verzehrte jeder Deutsche rund zwei Kilo Zucker, heute liegt dieser Wert fast beim 40fachen, wobei über 80 Prozent „in Verarbeitungserzeugnissen" (so nennt es Südzucker) heruntergeschlungen werden, also in der Limo, im Eis, in den Süßigkeiten. Fast rührend ist es dann schon zu sehen, wie sich die Leute ausgerechnet da, wo´s nun wirklich keine Rolle spielt, beim Zuckerstückchen für den Kaffee, mit Süßstoff behelfen – und dazu eine Schwarzwälder Kirschtorte vertilgen.

Die Durchsüßung (ebenso wie die Durchsalzung) der Lebensgrundlagen hat noch eine fatale Nebenwirkung: Die Leute verlernen, wie das Echte schmeckt, sie halten den verordneten Industriegeschmack für den natürlichen. Da ist es schon toll, wenn in Frankreich Spitzenköche in die Schulen gehen und den Kids zeigen, wie das Gute, das Echte schmeckt. Bei unserer unsinnigen Pädagogik wäre es da fast schon ein Fortschritt, wenn der Ernährungskundelehrer mal 40 Ein-Kilo-Pakete mit Zucker aufs Pult stellte, damit die Jugendlichen sehen, was sie in einem Jahr so reinhämmern.

Mir hat mein weitgehender Zuckerverzicht jedenfalls gut getan – und anderen geht es genauso. Einer, der beruflich dauernd in tollen Restaurants essen muss (na ja, gibt Schlimmeres), berichtet mir, dass er über 30 Kilo runtergedrückt hat, nur weil er konsequent auf jedes Dessert verzichtet. Dazu noch laufen – und den Diabetes hat er jetzt auch im Griff.

Auch mir hat der weitgehende Süßverzicht entscheidend geholfen, den Diabetes zu besiegen. Allerdings, das Suchtpotential lauert auch bei mir weiterhin: eine Kugel Eis gegessen und gleich noch drei bestellt.

Woher kommt dieses Verlangen? Auch hier genügt ein Blick auf unsere Herkunft. Zucker ist ein extrem energiedichtes Lebensmittel, das es früher praktisch nicht gab – höchstens mal in Form von Beeren, süßen Früchten. Aus dieser Vorzeit stammen aber unsere Prägungen: „Nimm alles, was davon zu kriegen ist", signalisiert das Gehirn, „lege Vorräte an, wer weiß, wie kalt der Winter wird". Leider eine dumme Schaltung unseres Gehirns im Zeitalter des billigen

Essen

Industriezuckers. Wenn er wenigstens wie früher als teures Gewürz in Apotheken verkauft würde – dann hätte er wieder einen Wert, und es gäbe einen Genuss-Konsum.

Darauf bin ich stolz

Manchmal muss man auch eisern seinen Weg gehen – auch wenn die „Experten" über einen lächeln. Deshalb bin ich stolz darauf, schon 2002 in der ersten „Fit"-Auflage auf die verheerende Wirkung der schnellen Zucker hingewiesen zu haben, schlicht, weil ich es bei mir gemessen habe.

Inzwischen wissen auch viele Ärzte, dass die „Schnell-Zucker" eine der Hauptursachen für die grassierende Diabetes-Epidemie sind. Inzwischen gibt es endlich Studien, die zeigen, wie selbst bei jungen Nicht-Diabetikern nach Süßem der Blutzucker massiv steigt – und so das Dickmachhormon Insulin ausgeschüttet wird. Auf dass es viele Dicke gibt und der „Nachschub" an neuen Diabetikern nicht versiegt.

Rotwein aus der Schoko-Schachtel

So, nach so viel Ernstem über den Zucker wird es Zeit für ein Stückchen Schokolade. Ja, Sie haben richtig gelesen, Hans Lauber empfiehlt jetzt Schokolade, allerdings nur eine bestimmte Sorte: die „Lindt Excellence 99%". Sie können sich schon denken, was die 99 bedeutet, Kakao pur macht den Löwenanteil dieses Meisterstücks Schweizer Chocolatierskunst aus. Nur leider sind die hauchdünnen 50-Gramm-Täfelchen fast kaum zu bekommen, am besten die freundliche Kundenhotline (sind wirklich sehr serviceorientiert) in Aachen unter 0180/22222 34 anrufen.
So ändern sich die Zeiten manchmal ganz schnell. Die Nummer brauchen Sie nicht. Top-Bitter-Schokolade gibt's inzwischen überall. Es gibt auch gute Entwicklungen!

„Speise der Götter" heißt Kakao auch. Und in der konzentrierten Lindt-Form dürfen Sie in Spuren (aber wirklich nur Spuren) von Phe-

Essen

nylethylamin, das auch in Haschisch ist, schwelgen, dürfen sich an den Polyphenolen berauschen, die auch im Rotwein und im grünen Tee sind. Oder noch besser: Sie genießen's einfach.

5. Fett: Das fünfte Rad am Wagen

„Fett macht fett". Basta! „Fett ist der Feind des Menschen", sagt Dr. Spitzbart und belegt diesen Satz mit einem eindrücklichen Beispiel: Schon ein Teelöffel Olivenöl lähmt die Peristaltik für eine halbe Stunde; schlaffer Magen, keine Verdauung. Sicher ein Extrembeispiel, aber eines, an dem etwas dran ist. Das sehe ich inzwischen viel differenzierter: Vor allem die hochwertigen Fette etwa in Olivenöl, im Fisch, brauchen wir schon, wenn auch natürlich nur im vernünftigen Maß.

Halt, rufen die Vertreter der Schulmedizin (die in ihren Universitäten „Ernährung" gar nicht lernen können, weil das Fach kaum angeboten wird): „Der Mensch braucht Fett, im Verhältnis müssen mindestens 15 Prozent der Nahrung Fett sein." Verhältnis. Das hat man, das isst man nicht. Das Verhältnis des Körpers zum Fett ist eine Mesalliance. Zuviel Fett ist die Hauptursache für zuviel Cholesterin, dem Stoff, der zur Verkalkung der Gefäße führt. Und die Arteriosklerose, die zu Herzinfarkten, Schlaganfällen führt, ist die häufigste Todesursache – und die teuerste Krankheit.

Schmieren-Theater. Natürlich braucht der Körper auch Fett, um die Gelenke zu schmieren, als Trägersubstanz für viele Vitamine, als Energielieferant für viele Stoffwechselprozesse. Aber dieses Fett holt sich der Körper wie selbstverständlich aus dem, was wir ihm zuführen. Überall sind Fette drin: in der braven Haferflocke, im Brot, im Fleisch, meist viel zu viel im Käse, der Wurst. Zusätzliches müssen Sie nicht zuführen, schon gar nicht als Diabetiker. Da brauchen Sie wirklich kein Extra-Fett, weil Sie so schlank wie möglich sein müssen, damit Ihr Insulin optimal wirken kann.

Forever dead. Von Dr. Ulrich Strunz gibt es ein Buch. Strunz, Sie kennen ihn doch, unseren medizinischen Wanderprediger mit dem seligen „Forever Young"-Lächeln (auf dem Grabstein steht dann

Essen

wahrscheinlich „Forever dead"). Nein, nichts Wirkliches gegen ihn, er hat sehr früh eine richtige Richtung gewiesen. Mich hat er jedenfalls sehr beeindruckt in einem Seminar vor bald 20 Jahren. Nun ist ihm halt der Erfolg ein wenig zu Kopf gestiegen. Jedenfalls, der Strunz hat ein Buch geschrieben, noch eins, es heißt „Fit durch Fett". Aber nicht, dass Sie jetzt glauben, Sie könnten wieder zum Schweinebraten greifen – den lehnt Strunz zu Recht weiter ab. Er meint „Fit durch Omega-3-Fettsäuren", also „Fit durch Fisch". Klänge ja auch nicht schlecht.

Frühstück: Früh fit gegen den späten Hunger

„Essen Sie Leben", sagte vor bald 20 Jahren Guru Strunz in seinem Seminar. Ich hab seinen Rat beherzigt und bin gut damit gefahren. Es geht um das Frühstück, die wichtigste Mahlzeit des Tages, die für viele die unwichtigste ist. Mit fatalen Folgen.

Weichenstellung. Morgens werden die Weichen für einen fitten Tag gestellt. Morgens werden aber auch die Weichen für ein schlankes Leben gestellt. Wer's Frühstück spart oder mit butterbeschmierten Croissants verhunzt, dann den Tag über wenig isst, dem präsentiert spätestens nachts der Körper die Rechnung. Sie heißt Heißhunger: oder „Und ewig lockt der Kühlschrank". Die Folgen heißen Schwimmringe bei den „Normalen", schleichender Diabetes bei den Zuckergefährdeten.

Also „Leben essen". Körner mahlen. Ich nehme Dinkel, weil der wirklich vital ist und somit weniger Säure hat, plus Haferflocken, weil die Serotonin (Begeisterungs-Hormon, Sie kennen's) enthalten. Leinsamen, Kürbiskerne dazu, einen Apfel reingeschnitten, fettarme Milch/Yoghurt rangießen – fertig ist die Basis-Power aus Proteinen und Kohlenhydraten.

So, das war die Standardversion der ersten Auflage. Nun habe ich mich die letzten Jahre, wo ich viel dazugelernt habe, natürlich weiterentwickelt, und jetzt gibt's die Deluxe-Ausführung als „Mighty Muessli".

Essen

Mighty Muessli: Mit Macht den Morgen meistern

Nein, das ist kein Schreibfehler. Das ist auch kein weiteres „Lecker, lecker-Müsli" von Seitenbacher, sondern eines, an dem ich lange gearbeitet habe, eines, das Ihnen ein Muss werden muss.

Was drin ist: 1 Esslöffel Dinkelkörner (das vitalste Getreide), 1 Esslöffel Haferflocken (ein Schuss Glückshormon Serotonin), 1 Esslöffel Erdmandelnflocken (Ballaststoffe, um den Ballast im Körper loszuwerden; jahrtausendealte Kulturpflanze, die es in guten Bioläden gibt), 3 Walnüsse (drei Mal konzentriertes Leben), 1 kleiner Apfel (einige tausend konzentrierte Vitalstoffe), 1 Esslöffel frisch gekeimter Bockshornklee (der pflanzliche Zuckersenker), eine Messerspitze Hefeflocken (die erste Tagesportion Vitamin B), 1 Teelöffel Kakao (auch ein Zuckersenker), 2 Esslöffel Dickmilch (so verträgt die Milch fast jeder), eine halbe Tasse grüner Tee (wärmender Vitaltrunk zur Geschmacksabrundung).

Was Sie damit machen: Oh, toll, Sie lesen noch weiter. Hatte schon Angst, dass Sie die Liste meiner Zutaten erschlagen hat. Das ist natürlich die Optimalvariante, die ich auch nicht täglich hinkriege, schon gar nicht, wenn ich auf Reisen bin. Aber wenn ich mal längere Zeit (etwa mal für eine Woche) zu Hause bin, dann mixe ich mir dieses mächtige Muessli, das mir dann ein angenehmes Muss ist. Toll ist es dabei, dass ich mir die Körner abends in lebendigem Quellwasser einweichen kann, so dass sie morgens voller Leben sind.

Wie es wirkt: Wie es bei mir wirkt, weiß ich: unendlich vitalisierend, Kraft gebend für mehrere Stunden. Aber Vorsicht: Es ist wirklich mächtig, und wenn mein Zucker morgens über 100 ist, esse ich erst mal nur die Hälfte und nach einer Stunde den Rest, sequentiell halt. Ich schlage vor, Sie probieren aus, wie es Ihnen schmeckt und messen anfangs einmal den Anstieg des Zuckers nach einer, nach zwei Stunden, damit Sie die optimale Menge (bitte keine gehäuften Esslöffel) für sich herausfinden. Natürlich ist das aufwendig, aber Sie werden spüren, welche Power Ihnen das für den Tag gibt. Und ich bin auf der intensiven Suche nach einem Produzenten, mit dem ich wenigstens Teile meiner Zutaten auf biologischer Basis mischen kann. Wenn ich ihn finde, steht´s auf www.lauber-methode.de

Essen

Henkel-Mann. Geht's nicht anders, nehme ich das belegte Brot auch mit und esse es unterwegs. Zu ProSieben-Zeiten haben sich meine Mitarbeiter immer für ihren Chef mit seinen belegten Broten geschämt. Mir war's egal, ich leb' dafür länger fitter. Noch ein Tipp fürs Brot: das „Brot der Essener", hergestellt nach einem uralten Rezept von der Mühlenbäckerei Fritz in München, ein Traum. Oder Sie versuchen, an das Brot der Hofpfisterei zu kommen. Auch toll, überall in München und teilweise außerhalb der Stadt in Delikatess-Geschäften. So weit sind wir schon, dass „unser tägliches Brot" in guter Qualität ein Luxusartikel wird.

Ein Kaffee zum Frühstück? Wenn ich im Hotel bin, ja. Sonst habe ich für mich was Besseres entdeckt: grünen Tee. Aber nicht den mit Jasmin und anderen Duftnoten, sondern den richtigen, den original japanischen. Da kosten dann 100 Gramm schon bis 20 Euro. Kommt schön eingeschweißt daher in luftdichten Verpackungen mit lauter japanischen Schriftzeichen. In der Kanne sieht's erst aus wie Tannen-nadeln, aufgebrüht mit rund 70 Grad entfalten sich die vollen, nicht fermentierten Blätter. Übrigens: Diese Tees lassen sich bis zu drei Mal aufbrühen – was den Preis wieder relativiert.

„Aspirin-Tee". Getrunken habe ich den Tee schon immer; wie nütz-lich er für Diabetiker ist, habe ich erst bei den Recherchen für dieses Buch gemerkt. So enthält der basische Grüntee über 150 Substan-zen, darunter viele Aminosäuren – und mehr Vitamin C als Zitronen (auch deshalb nicht zu heiß aufgießen). Und er bindet Cholesterin, verdünnt ähnlich wie Aspirin das Blut, was sich positiv auf den Zu-cker auswirken kann. Noch Fragen? Hoffentlich nach 'ner Adresse: Bennys Teeladen in meiner Heimatstadt Lörrach. Und noch einen tollen Laden habe ich gefunden, das Tea House in der Sendlinger Straße in München, ein richtig klassisches Fachgeschäft mit guter Beratung. Begeisternd erzählt der Inhaber Werner Merten von sei-nem Besuch in Japan, wo er in der alten Kaiserstadt Kyoto im Ippo-do war, einem uralten Teegeschäft, das aussieht wie eine Apotheke. Seitdem weiß er, dass der echte grüne Tee aus den entsprechenden kleinen Kännchen am besten schmeckt. Und ich weiß es jetzt auch, weil ich mir so ein Kännchen gekauft habe, das mir ein großes Tee-vergnügen bereitet.

Essen

Meine persönlichen Fitness-Favoriten

Drei Produkte, die ich frisch immer wieder suche, deren Wirkung ich sehr schätze.

Meerrettich. Das schärfste Vitamin C
Zu Hause in Lörrach haben wir einen Gemüsegarten. Im Sommer wachsen da knallrote Tomaten, frischer Kopfsalat und eine Fülle an Kräutern. Im Winter grabe ich mit meinem Bruder den frischen Meerrettich aus. Reibe ihn sofort, esse ihn roh.

Unfassbar. Schon beim Reiben vergieße ich mehr Tränen als in zehn Hollywood-Schmachtfetzen. Und beim Essen denke ich, mir fliegt der Schädel weg. Aber klarer krieg ich meinen Kopf nie. Und gesünder auch nicht. Die scharfe Wurzel mit ihrem Senföl enthält mehr Vitamin C als Zitronen. Falls Sie´s ziviler essen wollen: mit Mehl und Milch anrühren.

Knoblauch. Hundert Jahre Einsamkeit. Aber 100!
Meine Oma aß jeden Tag frischen Knoblauch. Eine halbe Knolle. Knolle, nicht Zehe. Dazu trank Sie zwei Gläser, nicht Gläschen, Wein. Sie wurde fast 100 und war bis auf die letzten Monate gesund – und natürlich nie einsam.

Kein Wunder. Die Wirkstoffe Allicin und Selen senken das Cholesterin, normalisieren den Blutdruck. Knoblauch verjüngt die Gefäße, verlängert das Leben. Und mich hat mein Geruch noch nie gestört.

Maronen. So wertvoll wie ein kleines Steak
Winterzeit. Maronenzeit. Gute Zeit. Hochwertiges und leicht verdauliches Eiweiß. Plus ein Füllhorn der Mineralstoffe Natrium, Kalium, Magnesium, den Spurenelementen Eisen, Kupfer und Phosphor. Professor Bankhofer nennt die Edelfrucht „Vital-Menue", weil sie so viel lebenswichtige Stoffe hat, wie sonst nur in fünf Speisegängen sind – und das alles in säurearmer Form. Perfekt.

Aber Achtung: Die Maronen aus den südlichen Ländern sind ein vollwertiges Gericht – und kein zusätzliches.

Essen

Die sieben Todsünden

Abschied vom süßen Leben.

Das ist Drohpädagogik, das wirkt nicht, sagen mir die Experten. Ich versuch´s trotzdem, schließlich sind Sie schon groß, haben ein Problem, und ich hab´s auch geschafft.

Zigaretten: Skalpellsüchtig
Wer Zucker hat, gefährdet seine großen Blutgefäße und Kapillargefäße (Fuß ab, you know). Wer raucht, gefährdet seine kleinen und großen Gefäße. Wer Zucker hat und raucht ... muss ich wirklich weiter schreiben? Sicher, wie alle Genießer sind Raucher angenehme Menschen. Sicher können Raucher weiterrauchen. Aber auf eigene Kosten. Gemeint sind die Gesundheitskosten. Versicherungen könnten den Diabetes-Rauchern die Beiträge verdoppeln oder die der anderen halbieren. Ein Vorschlag, für den Anfang.

Sweets: Bye, bye Valrhona
Als ich sie entdeckte, war´s fast schon zu spät: Valrhona, die Traumschokolade aus dem Rhonetal. Besser kann Schoko nicht sein. Trotzdem: Auch von der Valrhona habe ich über Jahre keinen Bissen mehr gegessen – wie von allen anderen süßen Versuchungen. Mit einer Ausnahme: extrem bittere Schokolade mit einem Kakaoanteil von über 80 Prozent. Diese Sorten aber nicht „essen", sondern „auf der Zunge zergehen lassen". Sonst schmeckt's wie Staub.

Desserts: Sorry, Köche
„Ich mache ein Dessert ohne Zucker", sagen oft Köche zu mir. Trotzdem esse ich keins. So wie bei niemandem. Nicht mal die, die ich für die Freunde mache, probiere ich. Genausowenig wie die Marmelade, die Kuchen und Quarkschnitten. Konsequent? Kleinkariert? Mir hat´s geholfen, das Gewicht ist kein Problem mehr, den Diabetes habe ich im Griff. Und heute kann ich sogar die Rezepte lesen, mir den Genuss vorstellen, ohne dass die Lustgier kommt.

Die Zeiten ändern sich: Inzwischen esse ich einige Male im Jahr wieder Süßes. Nur nicht zu oft, die Sucht wäre sofort wieder da.

Fast Food: Lokalverbot für Mc Donald's

Fit or fat, sagen die Amerikaner. Die Hälfte der Bevölkerung hat sich für fett entschieden. Sicher, nicht alle Dicken essen Big Mac und Co. Aber Labberbrötchen, Fettklops, Öl-Pommes sind keine gute Ernährung. Für Diabetiker schon zweimal nicht. Mittlerweile ahnen sogar die Produzenten, dass es so nicht weitergeht. Mc Donald´s in Frankreich warnt die Kids davor, sich ausschließlich mit Macs zu ernähren. Ähnlich schlecht ist meistens auch das Kantinenessen. Convenience Food. Wochenlang vorgeschnippelt, nährstofffrei. „Fit wie ein Diabetiker" kostet Mühe – und Zeit.

Cola: Ausgebraust

Gehört haben Sie es schon mal: Rund 20 Stück Zucker sind in einer Flasche Cola, Marke egal. Trinken Sie´s mal richtig warm, dann schmecken Sie´s sogar. Aber eiskalt ist es natürlich ein Genuss, ist ja schon ein toller Geschmacksträger, der Zucker. Auch im Caipi, im nie trockenen Prosecco, im Sekt, in all den Limos zaubert Zukker – schwemmt der Dame Insulin die Füße weg und drängt ins Cholesterin. Kleiner Tipp: Wenn Sie schon in Harrys New York Bar in Berlin, Deutschlands lebendigster Bar, drei Caipirinhas trinken: Fett bremst den schnellen Übergang des Zuckers ins Blut. Also hier die fetten Erdnüsse essen, spielt eh keine Rolle mehr.

Couch Potatoes: Chip Dich!

Ihre treuesten Seher nennen die Fernsehmacher Couch Potatoes. Sitzen den ganzen Tag auf dem Sofa, mümmeln Chips, bis sie aussehen wie die Kartoffeln, aus denen die Chips sind. Die Fernseh-Leute sind´s zufrieden, finden die CPs doch kaum die Fernbedienung und schauen brav die Werbung. Sie als Diabetiker können weniger zufrieden sein. Die ölgeschwängerten Chips lagern sich im Magen ab, setzen die Verdauung schachmatt und liegen noch am nächsten Morgen schwer im Magen. Wenn schon Geknabbere, dann die „Roland-Bretzelis". Da ist nicht ganz so viel Fett drin.

Essen

Und sie schmecken toll. Aber Bretzels sind's halt trotzdem, Herr Lauber!

Wurst: Halbherzig

Wurst esse ich schon lange nicht mehr, behaupte ich. Meist stimmt das auch. Meist fällt mir der Entschluss auch nicht schwer. Knorpel, Sehnenreste, gemahlene Knochen, gestocktes Blut, alles wird verwurstet, mit aggressiven Pökelsalzen haltbar gemacht, in Nitrat gebadet, aus dem sich dann das krebserregende Nitrit bildet. Viel zu fett, viel zu schlecht. Nur wenn ich dann in meiner Heimat bin, beim Landmetzger Senn in Eimeldingen. Wenn ich den herrlichen Schwartenmagen sehe, den prächtigen Leberkäse, alles selbstgemacht, vieles von eigenen Tieren aus dem Schwarzwald. Ja, dann esse ich gerne Wurst. Gut, dass ich selten in der Heimat bin. Gut, dass nicht alle Todsünden gleich zum Tod führen. Gut, dass ich inzwischen auch noch die Metzgerei Hennes in der Kölner Südstadt mit ihren tollen Würsten kenne.

Wo kaufen? Small is beautiful

Vergleichende Marktforschung: In Köln gibt es einen. In München gibt es einen. In Lörrach gibt es einen. Einen Wochenmarkt. In Köln ist er am professionellsten, garantiert bauernfrei, mit vielen Kleiderhändlern. Auf dem Viktualienmarkt lassen die reichen Profi-Händler wenigstens am Wochenende mal ein paar Bauern Bauern spielen. Keine richtigen Bauern, aber ein Händler mit ordentlichen Produkten ist der St. Michaelshof, ganz oben versteckt am Viktualienmarkt. Ein Demeter-Gut aus dem Allgäu, vor allem wegen dem eigenen Wildkräutersalat. Das ist aber alles nichts gegen meine Heimat Lörrach, wo die Welt noch richtig in Ordnung ist. Hier ist am Dienstag, Donnerstag und Samstag Markttag. Da kommen die Bauersfrauen aus dem Markgräflerland, bieten in handgeflochtenen Körben das an, was daheim wächst. Im Herbst alles, im Winter weniger, aber da gibt´s wenigstens das selbstgebrannte Kirschwasser.

Holland in Not. In Lörrach preist die alte Bäuerin, die gleichzeitig noch dem schulgeschädigten Enkel das Rechnen beibringt, festgewachsene Radieschen an, hier wird kräftiger, fingerhutkleiner Feldsalat offeriert – alles Dinge, die ich selbst im Lebensmittel-Dorado München vergeblich suche. Das sind die vitalen Produkte, die Sie gerade als Diabetiker brauchen.

Die stammen vom Acker, nicht den künstlich aufgeschütteten holländischen Poldern, wo statt den über 10 000 Stoffen, die in einem gesunden Boden sind, keiner mehr da ist. Dafür gibt´s dort acht Kunstdünger und Holzwolle, auf der die Tomaten wachsen. „Ihr werdet die Früchte an ihrem Geschmack nicht mehr erkennen", schrieb ein hellsichtiger Brecht schon in den 20er Jahren. Wobei natürlich hinzuzufügen ist, dass leider auch genug deutsche Bauern Wassertomaten auf Holz gewinnen.

Natürlich gibt´s nicht nur in Lörrach einen guten Markt. Aber ich wollte einmal prototypisch zeigen, wie ein ordentlicher auszusehen hat. Sehr schön ist in Hamburg der Markt am Goldbek-Ufer, das ist da, wo die ganzen Medienleute einkaufen. Und ausgerechnet an einem der hässlichsten Orte Deutschlands, der Konstabler Wache in Frankfurt, ist ein vitaler Bio-Markt mit Produkten aus der Umgebung entstanden.

Reiche Kubaner. Ein wunderbarer Vergleich war in „Geo" zu sehen: eine Familie aus den USA und eine aus dem verfeindeten Kuba. Beide standen mit ihren Kindern auf einem großen Bild vor dem Wocheneinkauf. Was für ein Unterschied. Die Kubaner vor herrlich frischem Obst, Gemüse, Fisch und frischgeschlachtetem Huhn. Die Amerikaner vor einer endlosen Riege aus abgepackten Produkten. Beide Familien haben dieselbe Lebenserwartung, die Kubaner geben fast 70 Prozent ihres geringen Geldes fürs Essen aus, die Amerikaner nicht mal zehn. Preisfragen: Wer ist „reicher", wer hat weniger Diabetes?

Essen

Wo essen? Lieben Sie Luxus

Ein Sonntagsessen vor 100 Jahren. Auf dem Tisch ein geschmorter magerer Rinderbraten im eigenen Saft. Dazu frisch geerntetes Gemüse vom Garten hinter der Wirtschaft. Dazu selbstgebrautes Bier. Vor 100 Jahren eine Selbstverständlichkeit in ganz Deutschland. Heute ein exotischer Luxus, inszeniert an wenigen Stätten. Die schönste ist das „Schweinsbräu", 25 Kilometer südöstlich von München in Glonn.

Hier serviert Thomas Thielemann Fleisch, das noch ein Stück Lebenskraft und keine Leidenskraft ist. Es stammt größtenteils aus den eigenen Ställen, wo es artgerecht aufgezogen wird. Dazu biologisch angebautes Gemüse – und alles auf eine raffiniert klare Weise gekocht. Natürlich mit selbstgebrautem Bier und in einer lockergroßzügigen Wirtschaft aus Holz. Freundlicherweise am Sonntag geöffnet, so dass die alten Zeiten wieder gut werden können.

Hotel-Herde. Immer mehr große Köche und Restaurantchefs entwickeln sich zu Protagonisten hervorragender Produkte. Deutschlands erfolgreichster Hotelier, Herman Bareiss aus Mitteltal, hat eine eigene Rinderherde. Und Josef Bauer, Schwabens bester Koch, hat in seinem „Adler" in Rosenberg Kotelett von der Uralt-Rasse Schwäbisch Hällisches Spanferkel im Angebot – da esse auch ich Schweinefleisch. Wenn Sie mal einen richtig frischen Hecht kosten wollen, fahren Sie zu Klaus Neidhart nach Moos am Bodensee: „Der Muskel muss noch gespannt sein", sagt er mir. Und nicht zu vergessen: die Zirbelstube im Hotel Victoria in Bad Mergentheim, wo es Chefkoch Hubert Retzbach gelingt, fast ausschließlich regionale und saisonale Produkte auf höchstem Niveau zuzubereiten. Es geht also, bravo!

Genuss genießen. Das kostet, werden Sie sagen. Das stimmt. Aber ich möchte Sie ja auch dazu verführen, Essen und Trinken als Genuss zu verstehen. Als die Basis Ihrer Lebenskraft, als die Basis Ihrer Gesundheit – ohne dass Sie beim Essen daran denken müssen. Genießer leben länger. Und Genuss hat seinen Preis. Aber das Geld haben ja viele. Es steckt nur häufig in den falschen Dingen: im zu teuren Auto (mit 300 PS im Dauerstau), im zu teuren Haus im Grü-

Essen

nen (nebenbei: wenn alle ins Grüne wollen, wo bleibt dann das Grün?), im Urlaubsflug nach Australien, wo die langweiligen Kängurruhs doch auch im Zoo herumstehen.

„Der hat gut reden", höre ich jetzt, „bei dem spielt Geld keine Rolle". Und wie es eine Rolle spielt, selbstständig zu arbeiten, ist derzeit kein Zuckerschlecken, da bleiben von zehn hoffnungsfroh angefangenen Kontakten manchmal nur zwei Aufträge übrig, und dann wird auch noch über jede Rechnung diskutiert: „Was, mit Mehrwertsteuer?", als hätte ich sie erfunden. Aber trotzdem, am Essen habe ich nie gespart, ich habe einfach umgeschichtet, bin jetzt wahrscheinlich bei den rund 40 Prozent, die auch die Franzosen für Nahrungsmittel, wozu dort auch der Wein zählt, ausgeben.

Aber fehlt mir wirklich Entscheidendes? Gut, der 15 Jahre alte Audi, den ich nur benutze, wenn die Kunden weit weg von einem Bahnhof wohnen (ich habe eine Bahncard 100, mit der ich überall Zug fahren kann): Da geht die Heizung nicht richtig, wofür´s Schal und Mützen gibt; da klemmen die Fensterheber; da repariert nur noch die Hinterhofwerkstatt.

Fisch statt Auto. Also ein neues Auto und deswegen auf gute Produkte, auf den tollen Fisch bei meinem Kölner Franzosenbistro verzichten? Niemals! Lieber laufe ich.

Das alte Auto gibt's immer noch, weil ich wie eine Art Privatgelehrter arbeite, alles über die Stoffwechselvorgänge wissen will. Nur, diesen Forscherdrang muss ich selbst finanzieren.

„Wetten, dass..." im Kühlschrank

Gemüse, Obst, Salat, Kräuter, Körner, Vollkornbrot, Milch, Käse, Soja, fast nie Wurst, kaum Fleisch, zu wenig Fisch (weil es kaum gescheite Geschäfte gibt) – meine Ausgaben halten sich in Grenzen, schon auch, weil ich keine Fertigprodukte, Convenience heißt das, wo schon alles vorgeschnippelt ist, kaufe – und die Dinger sind richtig teuer. Kommen Sie einmal mit mir einkaufen, und Sie werden

Essen

sich wundern, wie relativ preiswert großer Geschmack und vitale Gesundheit sind. Gerne schaue ich auch einmal in Ihren Kühlschrank und sage Ihnen, wo Sie richtig sparen können – und auch noch etwas für die Gesundheit tun können. Nach dem Motto „Zeige mir Deinen Kühlschrank, und ich sage Dir, wer Du bist". Zusammen mit ein paar Fotos von Einkäufen würde ich mir zutrauen, diese Eindrükke konkreten Personen zuzuordnen. Wär' mal was für Gottschalk. Wär´ mal eine ganz andere „Wetten, dass..."-Wette.

Fehlt was? Vitamine und Spurenelemente

Wenn Sie den Regenbogen mit viel frischem Obst und Gemüse essen, wenn Sie Körner, Nüsse, Milchprodukte zu sich nehmen, haben Sie schon einmal eine gute Ausgangsbasis. Dennoch verlangt gerade der komplizierte Stoffwechsel des Diabetikers einige Spezialitäten.

Da ist natürlich das unvermeidliche Vitamin C, das auch die Blutzuckerregulation verbessert und dem manche seiner Protagonisten wahre Wunderdinge zusprechen. Dann die Lebensstoffe des Vitamin-B-Komplexes, die essentiell für den Glukoseabbau sind. Und oft haben Diabetiker zu viele der krebserregenden freien Radikalen. Hier bewährt sich Vitamin E als idealer Radikalenfänger. Plus ein Geheimtipp: Vitamin D, sagt jedenfalls Dr. Nicolai Worm.

Bieder-Power. Bleiben die Spurenelemente: Ein wahres Wundermittel ist das Chrom. Es enthält einen Faktor, der die Glukose-Toleranz verbessert. Chrom kommt in der Bierhefe vor, aber auch die biedere Kresse ist ein natürlicher Chromspender.

Gebraucht werden auch Zink und Magnesium. Letzteres ganz besonders dann, wenn Sie laufen. Lassen Sie mal den Magnesiumspiegel kontrollieren. Er muss bei mindestens 0,9 mmol/l liegen, meist ist er deutlich darunter.

Vitamine und Spurenelemente aktiv zuführen – oder nicht? Wer sich so ernährt wie ich, hat wahrscheinlich bis auf Magnesium fast alles. Trotzdem ärgert es mich, dass ich keinen Status meiner Vitamine

Essen

bekomme (oder dass mir gesagt wird, der bringe wenig). Wenn ich schon zuführe, will ich gezielt zuführen. Das wäre doch einmal eine Aufgabe für unsere Apotheken, die sich ohnehin spezialisieren müssen. Bis das soweit ist, habe ich jedenfalls immer Vitamin B, E sowie Chrom und Zink zur Hand, nehm's aber nicht mehr ganz so regelmäßig (nur noch alle zwei bis drei Tage) wie früher.

Inzwischen brauche ich gar nichts mehr und habe immer gute Werte. Aber ich bin vielleicht auch eine Ausnahme.

Geheime Gaben aus Gottes Garten?

Was habe ich da für einen Aufwand getrieben. Gekauft, ausgeliehen, studiert habe ich die einschlägigen Werke über Phytopharmaka, also Pflanzenmedizin, wie Max Wichtl´s „Teedrogen". Gesprochen habe ich mit Pharmazeuten, Chemikern, Biologen. Immer war ich auf der Suche nach dem geheimnisvollen Stoff, der wie von Zauberhand den Zucker senkt. Immer werden solche Wirkungen versprochen. Am vollmundigsten in der „Apotheke Gottes", dem Erfolgsbuch von Maria Treben.

Schlechter Stengel. Zwei Tage schlecht war es mir, als ich ihr Wundermittel frische Löwenzahnstengel ausprobiert habe. Hinterher habe ich dann woanders gelesen, dass das Zeug schwach giftig ist. Wenig ansprechend waren bei mir auch die Brennesseln – einer der vielen Stoffe, die wohl deshalb wirken sollen, weil sie diuretisch, also wassertreibend sind. Verzichtet habe ich auf die Koka-Blätter, also Kokain, das auch zuckersenkend sein soll.

Der Erprobung harrt auch noch die Rinde der Hauptwurzel von Poterium spinosum, eines orientalischen Strauchs, oder auch der Geisraute, deren Alkaloid Galegin den Blutzuckerspiegel senken soll. Im heimischen Garten ist der Schmetterlingsblütler zu einer prächtigen Pflanze gediehen, doch hat das Alkaloid wohl auch Nebenwirkungen.

Silvester-Scherz. Falls Sie mal im indischen Urwald sind: Dort wächst Gymnema silvestre, eine Pflanze, die natürlich auch den

Essen

Zuckerspiegel senkt, aber wahrscheinlich nur an Silvester. Nähme man all diese Stoffe zusammen ein (und ich habe noch weitere zusammengetragen), müsste sich ein lebensgefährlicher Unterzukker einstellen. Diese Gefahr halte ich allerdings für gering, weil die Wirkung all dieser Mittel zweifelhaft ist, nicht bewiesen ist.

Also alles vergeblich? Nein, etwas habe ich gefunden. Es sind die getrockneten Hülsen von Bohnen und die Blätter (nicht die Beeren) der Heidelbeere. Aus diesen beiden Stoffen, die sich in der Apotheke bestellen lassen, mache ich mir einen Tee, und der senkt den Zucker tatsächlich um 10 bis 15 Punkte – bilde ich mir jedenfalls ein, aber vielleicht liegt's auch am Laufen. Und warum das? Es muss wohl, das hat mein Studium der Zusammensetzung ergeben, vor allem an dem Chromgehalt liegen.

Schlechter Scherz

Für einen gelungenen Scherz hielt ich vor ein paar Jahren mein Wortspiel mit der Gymnema silvestre. Heute weiß ich es besser. Weiß, dass gerade die in Indien „Zuckerzerstörer" heißende Gymnema silvestre einer der stärksten natürlichen Zuckersenker ist. Heute weiß ich um die zuckersenkenden Wirkungen des bei uns gut wachsenden Bockshornklees (kommt im Curry vor), der lange als Unkraut verschrienenen Brennessel, kenne die zuckerbalancierenden Eigenschaften der bitteren Löwenzahnwurzel.

Inzwischen habe ich in der Gärtnerei am Hirtenweg in Riehen/Basel sogar einen eigenen Diabetes-Garten. Dort wachsen über 30 Pflanzen, die zuckerregulierende Eigenschaften haben. Wobei ich auf eine Pflanze besonders stolz bin: die Gymnema silvestre, die ich vom renommierten Garten der Universität Bonn bekommen habe.

Turbo-Trinken! Turbo-Trinken! Turbo-Trinken!

Marktschreier! Einmal hätte auch gereicht. Sie haben ja recht. Aber dreifach genannt hält nicht nur viel besser, sondern steht für die

Essen

Zahl drei. Für drei Liter. So viel müssen Sie mindestens täglich trinken. Drei Liter müssen alle Menschen trinken. Drei Liter müssen natürlich gerade auch Diabetiker trinken. Wenn sie noch nicht richtig eingestellt sind, sogar mehr.

Heilsgelehrte weisen darauf hin, dass schon zehn Prozent zu wenig Flüssigkeit eine 30prozentige Leistungseinbuße bringt. Also gleich morgens nach dem Aufstehen ran ans Mineralwasser (ich hab am liebsten das grüne Gerolsteiner und die Kultmarke der Wasserexperten, St. Leonhard's aus Bayern, die von ihrer Aqua Luna-Quelle sogar eine Vollmondabfüllung haben), ran an die Apfelschorle, ran an die Tees – probieren Sie auch mal Hagebutte. Natürlich alles ohne Zucker und schon gar keine Limo, auch keine isotonischen Getränke (selbst nach dem Lauf-Schwitzen reicht ein wenig Salz ins Wasser). Und überhaupt nie ein Zeug wie Red Bull – verleiht höchstens dem Marketing-genialen Eigentümer Flügel, Ihnen lahmen sie dafür.

Aber warum Turbo? Weil das in Wirklichkeit so wenig prickelnde Sparkling Water so gern vergessen wird („Hab doch heute schon eine Tasse Kaffee getrunken"). Also trink ihn weg, den Schluck – und zwar so lange bis, exakt: drei Liter.

Gar nicht turbomäßig trinke ich etwas anderes, wonach ich mittlerweile süchtig bin: Säfte. Auf jedem großen Bahnhof gibt es mittlerweile herrliche Saftbars – etwa im wunderschönen Jugendstil-Bahnhof Darmstadt. Dort trinke ich sehr langsam ein Glas Saft, am liebsten Karotte/Apfel. Vorsicht, Säfte haben es in sich, da ist geballte Kraft drin – und auch Säure und Fruchtzucker. Deshalb nicht zuviel.

Auch das weiß ich inzwischen besser: „Deshalb nicht zuviel" ist eine viel zu schwache Warnung. Denn ein Glas O-Saft enthält den Inhalt von bis zu fünf Orangen, was viel zuviel Fruchtzucker bedeutet. Darauf hätte ich auch schon früher kommen können, wer isst schon fünf Orangen auf einmal? Aber so geht es, wenn man vorgefertigte Lebensmittel verzehrt. Heute mache ich den Saft selbst – und trinke höchstens noch ein halbes Glas oder verdünne mit Mineralwasser.

Essen

Und der Alkohol?

Es gibt Schlimmeres. Dazu eine Anekdote von Hermann Dörflinger, Winzer in Müllheim, Baden. Er sagt mir, dass die Bauersfrauen, bevor sie zum Arzt gehen, einen kräftigen Schluck Hefe trinken – ein Schnaps aus der Hefe des Weins. Danach lassen die listigen Bäuerinnen den Zucker messen, haben ordentliche Werte – und bestellen sich anschließend in ihrem Lieblings-Café gleich zwei Stück Schwarzwälder Kirschtorte.

Ärzte erklären dieses Phänomen wissenschaftlich: Das kommt daher, dass Alkohol in der Leber die natürliche Neubildung von Zucker hemmt. Aus diesem Grund müssen Leute, die Insulin spritzen oder zuckersenkende Medikamente einnehmen, mit dem geistigen Getränk besonders sensibel umgehen, damit sie nicht in einen gefährlichen Unterzucker geraten. Positive Effekte entstehen auf jeden Fall für Lifestyle-Diabetiker: „Wir wissen aus Studien, dass das Risiko an Typ-2-Diabetes zu erkranken, bei geringem Alkoholkonsum sinkt", sagt Michael Müller, Chefarzt für Innere Medizin am Marienhospital Osnabrück.

Alkohol also eine Wunderdroge für Typ-2-Diabetiker? Natürlich nicht. Und die Bauersfrau betrügt sich gleich doppelt: Wenn die Hefe-Wirkung weg ist, steigt der Zucker wieder an – und das wegen des Kuchens gleich drastisch. Aber wir wollen der alten Frau, die ein Leben voll harter körperlicher Arbeit hinter sich hat (und auf ihre Weise „Fit wie ein Diabetiker" demonstriert), verzeihen. Prinzipiell ist gegen ein, zwei Gläser Wein (in meiner Heimat sind das „Viertele", also ein halber Liter) nichts einzuwenden. Allerdings nicht jeden Tag. Und immer mal wieder ganze Wochen ohne Alkohol, schließlich sind auch eine Menge Kalorien drin. Sicher haben Sie gelesen, Wein ist gut für die Zellwände, schützt das Herz. Und hilft gegen Diabetes. Aber natürlich nur, wenn mit der Maß Maß gehalten wird. Einen ordentlichen halben Liter Bier hält Dr. Müller aus Osnabrück bei Männern für verträglich.

Schnaps-Zahl. Bei mir wirkt sich der Alkohol in den Messungen so aus, dass die Zuckerwerte tendenziell nach unten gehen. Gleichzei-

Essen

tig haben sich die Leberwerte in den letzten Jahren positiv entwickelt, sind jetzt problemlos, was nicht immer so war. Ganz stark habe ich das natürlich dem Laufen zu verdanken und weil ich wohl auch etwas rationierter mit den geistigen Getränken umgehe. Nur vor einem warnt mich Hermann Dörflinger, der auch Schnaps brennt, auch die gute Hefe: „Lass die Finger vom Schnaps."

Wenn Sie übrigens gute, trockene Weine – andere trinken Diabetiker nicht – suchen, die bekömmlich sind, weil sie wenig geschwefelt sind (deshalb kriegen Sie beim Eck-Italiener oft Kopfweh): Die Dörflingers sind gute Lieferanten. Auch sehr gut: Karlheinz Ruser aus Lörrach-Tüllingen. Er hat beispielsweise Wein mit nur 10 Prozent Alkohol und null Gramm Restzucker.

Abnehmen – wegen keiner Diät

Auch ich habe mal eine Diät gemacht – so Mitte 30, als die ersten Speckringe auftauchten. Weiß nicht einmal mehr, wie sie genau hieß, Atkins wahrscheinlich. Auch habe ich keinen Schimmer mehr, was die Diätregel des Amerikaners war. Ist auch egal. Hat eh nix bewirkt. Bei mir nicht, bei niemandem von den Millionen anderen, die immer wieder den Kampf mit den Pfunden verlieren. Nicht mal beim Erfinder Atkins selbst. Als er starb, war er stark übergewichtig.

Jede Woche wird eine neue Diät-Sau durch die Gazetten gejagt. Immer mit dem gleichen Versprechen: schnell mühelos schlank. Immer mit ähnlichen Methoden: weniger essen (etwa FdH), einseitig essen (etwa Kartoffel-Diät). Immer mit dem gleichen Ergebnis: langfristig keine Gewichtsabnahme, sondern eher noch ein Schwimmring mehr. Wie das?

JaJa.JoJo. Nirgends wird so viel geschummelt wie bei Diäten. Hatte mal einen Arbeitskollegen, akademisch gebildet, der haute sich jeden Mittag ein Riesenstück Leberkäse mit Soße (Fett, Fett, Fett) rein, erzählte mir aber von Diät. „Ich esse kein Brot dazu, das ist Trennkost", erklärte er. Ach so. Er sieht natürlich immer noch gleich aus. Selbst wenn er konsequenter gewesen wäre, hätte er wenig

Essen

Chancen gehabt. Die Erklärung ist der Jo-Jo-Effekt. Sobald die Kalorienzufuhr gedrosselt wird, schaltet der Körper ein tiefgespeichertes Notfall-Programm ein: „Hungersnot droht."

Jetzt vermindert sich der Energieverbrauch, der Herzschlag wird verlangsamt, die Körpertemperatur sinkt. Gleichzeitig wird Wasser ausgeschwemmt, werden wertvolle Muskeln abgebaut, eine trügerische Gewichtsabnahme. Denn sobald wieder „normal" gegessen wird, weiß der Körper: „Hungersnot beendet." Also sofort alles, was kommt, einlagern. Vielleicht droht noch eine.

Vor allem Fett wird gebunkert – leicht nachzuweisen an einem gestiegenen Körperfettanteil. Hinzu kommt das berechtigte Gefühl „hab mich lange genug kasteit, jetzt darf ich mir was gönnen". Das geht so lange, bis die zehn abgenommenen Kilo wieder drauf sind – plus zwei Bonus-Kilo vom Diät-Absender, sozusagen Start-Kapital für die nächste Runde.

Glaubensfragen. Sie glauben mir nicht? Dann wenigstens den Experten vom „Stern": Die haben über 20 populäre Diäten analysiert – mit einem verheerenden Ergebnis. So lauten die überwiegenden Urteile: „Hohes Gesundheitsrisiko", „Unseriös", „Unsinnig", „Zu kompliziert", „Wissenschaftlich unhaltbar", „Absurd und gefährlich", „Dünner wird hier nur die Brieftasche."

Gut, dass Sie Diabetiker sind. Gut, dass Sie von meiner Methode gehört haben. Sie können dauerhaft abnehmen, so wie ich. Ich wollte „nur" meinen Diabetes kurieren. Sozusagen als Abfallprodukt habe ich Idealgewicht erreicht, und das halte ich problemlos. Die Gründe kennen Sie bereits. Ich esse selektiv. Ich laufe. Ich habe in meinem Körper Tausende kleine Kraftwerke auf 24-Stunden-Betrieb geschaltet, damit sie Fett verbrennen. Denn aktive Fettverbrennung durch die Muskeln ist die langfristig einzig funktionierende Schlankheitskur. Für mich. Für Sie.

Essen

Zehn Regeln

Schön schlank

Noch mal zusammengefasst meine unkonventionellen Regeln für den lebenslangen Dauerbrenner „Ich bin zu dick". Damit nehmen Sie garantiert und dauerhaft ab – und das nicht nur als Diabetiker.

Schnell ist sinnlos
Schlank werden, und vor allem schlank bleiben, geht nur als Lebenseinstellung. Wenn Sie wirklich Kilo im zweistelligen Bereich verlieren wollen und die auch nicht schon nach einem halben Jahr wieder drauf haben wollen, müssen Sie sich mindestens ein Jahr Zeit geben. Und Sie müssen in dieser Zeit ein anderes Verhältnis zum Essen entwickeln. Das muss etwas werden, was Ihnen Lust bereitet, nicht etwas, mit dem Sie sich kasteien.

Denn erfahrungsgemäß halten Sie das höchstens ein paar Monate durch, dann geben Sie´s entnervt auf.

Setzen Sie dem Körper Signale
Der Körper hört auf Sie. Wenn Sie ihn jeden Morgen mit einem Fitness-Frühstück wecken, reagiert er langfristig darauf – etwa mit einer perfekten Verdauung. Wenn er monatelang keinen fetten Schweinsbraten kriegt, fängt er einfach an, das Cholesterin zu senken. Wenn Sie jeden Tag frisches Gemüse essen, dann startet er ein Vital-Programm. Wenn Sie sich jeden Tag bewegen, dann setzt er die permanente Fettverbrennung in Gang.

Vergessen Sie Diäten
Diäten setzen dem Körper auch Signale – leider die falschen. Sie suggerieren ihm, jetzt ist Notzeit. Mit diesem Kriegszustand fertig zu werden, darauf ist der Körper seit Zehntausenden von Jahren programmiert. Sie können die Diät noch so lange, noch so verbissen durchhalten, der vorher beschriebene Jo-Jo-Effekt macht in der Regel alles wieder zunichte. Gescheiter sind ein paar ein-

fache Tricks: morgens richtig frühstücken, um dem Heißhunger der kommenden Nacht die Grundlage zu entziehen. Und dann die großen Mahlzeiten in viele kleine aufteilen – und abends möglichst am wenigsten essen. Ganz wichtig: vor dem Einkaufen einen Apfel essen, vor dem Essen ein Glas kaltes Wasser trinken.

Wagen Sie die Waage-losigkeit
Nichts ist deprimierender als täglich auf die Waage – und keinen Fortschritt zu registrieren. Und wenn es ein paar Gramm weniger sind, ist es meist auch nur falscher Zauber, oft ist es Wasser, das ausgeschwemmt wurde – das Sie eh wieder ersetzen müssen. So ganz brauchen Sie auf das gute Wiegestück natürlich auch nicht zu verzichten. Stehen Sie einmal im Monat drauf – und sehen Sie vielleicht gleich mal ein ganzes Kilo, das weggepurzelt ist.

Balancieren Sie den Ballast
Magen und Darm haben gerne was zu schaffen. Also geben Sie ihnen ordentlich was zu tun. Verteilen Sie geschickt über den Tag die berühmten Ballaststoffe – Vollkornbrot, Salat, Gemüse, natürlich Körner (ganz wunderbar: der goldgelbe Leinsamen). Dazu noch etwas Bewegung – Sie werden sich wundern, wie die Darm-Peristaltik auf einmal in Schwung kommt, wie geordnet Ihre Verdauung plötzlich wird.

Essen Sie Dimensionen
„Ich habe doch gar nicht viel gegessen", jammern viele Dicke. Stimmt. Grad mal sechs kleine Trüffelpralinen waren es. Nur sind die so mächtig wie sechs Bananen oder wie eine Riesenschüssel Salat. Aber nach dem Salat haben Sie keinen Hunger mehr; subjektiv nicht: „So viel gegessen", objektiv nicht: richtig satt. Aber bei den Trüffelpralinen: So ein bisschen Hunger ist noch da. Also die letzten drei aus der Packung auch noch rein. Sind so klein.

Lesen Sie sich schlank
Entdecken Sie eine spannende neue Lektüre: die Zusammensetzung der Lebensmittel auf den Packungen. Ist meist klein-

gedruckt, schlecht zu finden, doch ungeheuer aufschlussreich. Da können Sie dann lesen, dass Hüttenkäse über zehn Prozent Eiweiß hat und dabei nicht einmal vier Prozent Fett. Sie können aber auch lesen, dass 100 Gramm Diät-Schokolade 30 Prozent Fett enthalten – genausoviel wie Nicht-Diät-Schokolade. Und schon wissen Sie, was Sie von dieser „Diät" zu halten haben.

Differenzieren Sie bei Fetten

Fett macht auch fett. Also bleibt ein Grundpfeiler Ihrer neuen Lebenseinstellung eine gewisse Fett-Zurückhaltung. Meiden Sie vor allem die versteckten Fette in Wurst, Käse, den Süßigkeiten, bevorzugen Sie die ungesättigten, etwa im Olivenöl. Wenn Sie jetzt noch eine lebenslange Zuckerallergie entwickeln, vor allem gegen die süßen Brausen von Cola und Co., dann sind Sie schon auf dem richtigen Weg: Etwas essen müssen Sie ja, also landen Sie fast automatisch bei den richtigen Kohlenhydratlieferanten Vollkornbrote, Obst, Gemüse, bei den richtigen Protein-Lieferanten Fisch und dem mageren Fleisch, den Körnern. So leicht geht das.

Werden Sie Wander-Arbeiter

70 Prozent aller Autofahrten liegen unter drei Kilometern. Ökologisch ist das verheerend (die Kats gehen da noch nicht richtig), physiologisch gesehen ist es eine Verschwendung. Würden Sie all diese kleinen Besorgungsfahrten zu Fuß erledigen, würden Sie dann noch jede mögliche Treppe gehen und jeden Tag eine halbe Stunde schnell spazierengehen, Sie hätten schon fast die Bewegung, die Sie brauchen, um langfristig schlank zu werden. Man wird, was man läuft.

Schmeicheln Sie der Seele

Die Seele sucht immer nach der Bestätigung ihrer Wahrnehmung. Wenn dieses ephemere Gebilde das Gefühl hat, dem Menschen geht's gut, er ist zufrieden (wenn er etwa mit einem Lächeln joggt), dann sorgt die Seele auch dafür, dass der Körper auf die Wünsche des Menschen eingeht. Also, schmeicheln Sie Ihrer Seele, machen Sie den Körper zur Kathedrale Ihrer Seele.

Essen

Idealgewicht? Es gibt verschiedene Methoden, das ideale Gewicht zu bestimmen. Eine hat sich in den letzten Jahren als ziemlich verlässlich herauskristallisiert, der Body Mass Index. Der BMI ist das Körpergewicht in Kilo, geteilt durch das Quadrat der Körpergröße in Meter. Bevor Sie jetzt entnervt zum Rechner eilen: Es gibt handliche Scheiben, wo Sie's ganz leicht einstellen können. Wenn das parkscheibenähnliche Gerät einen Wert zwischen 20 und 25 zeigt (bei mir 22), ist es „Prima". Kritisch sind Werte von deutlich unter 20 und über 30. Da ist der Arzt gefordert.

Sie sind gar nicht so dick, Sie brauchen keinen Arzt, aber Sie haben eine Geheimwaffe, Diabetiker-Produkte. Na, dann lesen Sie mal.

Ein deutscher Holzweg: Diabetiker-Produkte

Manche Dinge haben nur die Deutschen: Richard Wagner, den Kölner Dom, den Blitzkrieg – und Diabetiker-Produkte. Wie Monstranzen tragen in meinen Vorträgen die Zuhörer ihre Pralinenschachteln, ihre Schokoladentafeln vor sich her. „Aber ich mach doch alles richtig, ich esse doch Diabetiker-Produkte", sagen sie und sind ganz beleidigt, dass ich so erkennbar wenig davon halte. Ich habe immer nichts davon gehalten, weil mir das Zeug, das Firmen wie Schneekoppe, aber auch andere Hersteller, im wesentlichen für den deutschsprachigen Markt produzieren, nicht schmeckt. Über mein Geschmacksurteil lässt sich streiten, nicht aber über die seriöse Einschätzung renommierter Ernährungsmediziner.

„Diabetiker-Produkte sind die reine Geldverschwendung, vor allem für die Süßwaren", sagt Professor Dr. med. Hans Hauner. Für sein Urteil führt der Wissenschaftler, der an der TU München das Else-Kröner-Fresenius-Zentrum für Ernährungsmedizin leitet, gewichtige Gründe an:

▶ So enthalten vor allem die Süßwaren sehr viel Fett und damit Kalorien, sind also alles andere als eine Hilfe für das so notwendige Abnehmen. Und weil die Leute denken, sie tun sich etwas Gutes mit diesen Produkten, wird auch ordentlich zugelangt – und damit ordentlich zugenommen.

Essen

▶ Oft wird der Zucker durch sogenannte Austauschstoffe wie Mannit (schon bei dem Namen graust´s mir) ersetzt, was aber kaum zu besseren Blutzuckerwerten führt. Dafür können solche Stoffe Blähungen und Krämpfe auslösen. Außerdem kann der darin enthaltene Fruchtzucker, die Fruktose, auch zum Anstieg der Blutfette führen.

▶ **Also keine Wirkungen, außer Nebenwirkungen.** Und um dem ganzen Irrsinn noch die Krone aufzusetzen, sind diese Produkte auch noch richtig teuer, bis zum Dreifachen eines „normalen" Produktes kosten sie.

Warum ist in einem Land, wo der Verbraucher vor jeder tatsächlichen oder vermeintlichen Unbill staatlicherseits an die Hand genommen wird, ein solcher Unfug möglich? Darüber wird nur hinter vorgehaltener Hand spekuliert: Von Mittelstandsförderung ist da die Rede, von lukrativen Anzeigenaufträgen der gut verdienenden Firmen. Sei´s drum. Mein Rat für die, denen ohne ein kleines Stück Schokolade ein großes Stück Lebensqualität fehlt: Lieber einmal „richtige" Schoko essen, und wenn sie über 70 Prozent Anteil an Kakao hat, schadet sie bis auf die Kalorien auch nicht weiter.

Werden Sie kein Asket

Wer kennt ihn nicht, den modernen Suppenkasper? Schrille Stimme, „nein, nicht, Diät". Bevorzugte Bühnen für seine Auftritte sind Feiern und Feste, großes Publikum garantiert. Nicht, dass wir uns falsch verstehen, die klare Grundlinie des gezielten Essens und Trinkens bleibt, aber wir bewegen uns mit der Diabetes-Disposition elegant und flexibel durchs Leben.

Wenn die Mutter 70 wird, wenn die Kinder heiraten, wenn die große Weihnachtsfeier steigt, dann feiern wir mit, dann lassen wir´s krachen, dass die Wände wackeln. Dann heißt´s her mit den kleinen Schweinereien auf dem Teller, dann heißt´s hoch die Gläser – bis tief in die Nacht. Die einzige Fitness, die wir uns gönnen, ist Bierkrug-Stemmen und Tanzen bis zum Umfallen.

Essen

Bier-Piste. Schließlich wissen wir, ohne dass wir abends daran denken: Morgens geht´s wieder auf die Piste, die Jogging-Piste. Außerdem sind wir heute abend, während die anderen schon ihr erstes Bier tranken, schon mal mit Volldampf eine halbe Stunde ums Hotel gejoggt. Wir feiern, wie die Feste fallen, aber wir wissen, sie fallen ja nicht so oft – mehr als ein Dutzend Mal im Jahr wird´s nicht, und dafür haben wir uns durch die Basis-Umstellung unserer Lebensführung gut gewappnet.

Immer noch ein schlechtes Gewissen wegen des Feierns? Dann spendet Trost die Wissenschaft. Sie hat festgestellt, dass Leute, die ab und zu mal über die Stränge schlagen, glücklicher sind. Und Glückliche leben bekanntlich angenehmer – und länger.

Fazit Essen: Fast alles, aber nur das Beste

Ist Ihnen aufgefallen, dass bislang kaum von Kalorien, von Broteinheiten die Rede war? Natürlich weiß ich, dass 100 Gramm Bananen 81 Kalorien haben. Was nützt mir das? Und was nützt es, wenn Sie wissen, das unschuldige Radieschen hat zwölf Kalorien. Essen Sie mit einer Waage, haben Sie permanent den Taschenrechner neben dem Teller?

Ich habe Sie in diesem langen Kapitel dafür sensibilisiert, was geht und was nicht geht. Und siehe da: Es geht fast alles. Meiden Sie Fett, gehen Sie intelligent mit den Kohlenhydraten um, essen Sie Berge von Obst und Gemüse, verteilen alles über den Tag – und es wird gehen.

Erst zwei Drittel. Noch zwei Kleinigkeiten. Nur das Beste, das Vitalste ist gut für Ihren Körper. Es muss nicht immer das Teuerste sein, es wird aber selten das Billigste sein. Aber: Auch das optimale Essen kann den Diabetes nicht wirklich besiegen. Diva Insulin reagiert wohlgefällig auf richtiges Essen. Zu optimaler Leistungsfähigkeit gelangt sie aber nur, wenn ihr der Körper Dampf macht. Und den kann er nur entwickeln, wenn er sich bewegt. Also noch mal: Zwei Drittel sind Essen, ein Drittel ist Laufen. Das sind natürlich nur ungefähre Werte, die individuell variieren. Aber die Dimensionen stimmen. Es liegt an Ihnen, sie für sich zu optimieren.

Essen

So isst der Diabetiker
Lifestyle-Diabetes-Adleressen

14. März 2004

Weißbrot aus dem Steinofen,
Bestes Olivenöl. Krossgebackene, dünne Brotfladen

Fischsuppe mit Safran, Fenchel. Tomatensugo mit Basilikum,
Pinienkerne, toskanisches Olivenöl

Hartweizennudeln
mit gebackenem Knoblauch, Löwenzahn und Chicorée

Feldsalat in Traubenkernölvinaigrette
Luftgereifter Knochenschinken und „Lyoner Wurst" von unseren
jährigen, freilandgezogenen Bunten Bentheimer Schweinen auf dem Falken-
hof im Taunus mit Sauerkraut und Linsensalat

Gebratenes Zanderfilet auf Lauch und Riesling

Rosa gebratene Hochrippe
und geschmorte Schulter von unseren Charolaisrindern aus dem Falkenhof
im Taunus in Rotweinsauce mit Bäckerinkartoffeln

„Fromage Blanc natur"
In der Käserei der Domaine Mechtildshausen tagesfrisch
aus Biomilch hergestellt

„Lifestyle-Diabetes, Rheinzander und Riesling" hieß meine Veranstaltung bei Franz Keller in der Adlerwirtschaft in Hattenheim. Dabei gab es dieses von Professor Stephan Martin und mir kommentierte Menü, das zeigt, dass Diabetes 2 und Genuss sich nicht ausschließen müssen. Wobei zu beachten ist, dass es jeden Gang nur in kleinen Portionen gab und dass das Ganze mittags von 13 bis 18 Uhr stattfand; abends oder in kürzerer Zeit wäre so ein Menü zu opulent, selbst wenn mit minimalem Fett und keinem Zucker gearbeitet wurde und alle Produkte frisch zubereitet wurden. Zum Essen wurden getrunken: Rieslinge und ein Spätburgunder vom Spitzenweingut Georg Breuer aus Rüdesheim, ein über zehn Jahre alter knochentrockener Riesling von J. B. Becker aus Walluf und von Fritz Keller aus dem Kaiserstuhl ein völlig durchgegorener Grauburgunder. Kommentar eines Teilnehmers: „So macht Diabetes Spaß".

Klingt immer noch gut. Und an guten Tagen kocht Franz Keller, der wie kaum ein zweiter Wert auf heimische Produkte legt, immer noch bestechend. Aber an schlechten Tagen ist der Besuch eine Qual. Dann ist der Service lustlos, vieles ist fad. Der Franz weiß das – aber es ist ihm egal.

Essen

Das Motto dafür lautet: **Man ist, was man isst. Man wird, was man läuft.**

Es ist ganz einfach!

Heute muss ich schmunzeln, wenn ich lese, welche tiefschürfenden Gedanken ich mir um das Essen gemacht habe. Heute mache ich es mir viel einfacher: Ich esse im wesentlichen das, was Saison hat und was bei uns wächst. Und das kaufe ich in der besten Öko-Qualität, die es gibt, nämlich als Demeter-Gemüse. Das kostet zwar etwas mehr, aber der Mehrpreis wird locker aufgewogen durch ein Mehr an Vitalität, ein Mehr an Geschmack und ein Weniger an Schadstoffen.

Es sind also im wesentlichen Gemüse, Salate, Würzkräuter, Beeren, Obst, was ich esse. Und alles bereite ich selbst zu. Nur beim über alles geliebten Fisch vertraue ich mich meistens den geschulten Köchen an.

Genuss steht inzwischen ganz oben auf meinem Speiseplan. Auch weil ich regelmäßig einen besonders wirksamen Zuckersenker genieße: trockenen Wein.

Essen

To do's

Wieder die zusammenfassende Handreichung für den
eiligen Leser.

Pflicht. *Ich weiß, es klingt so einfach und ist doch so schwer.
Aber es geht nicht anders. Also: Lust auf pflanzliches Eiweiß und
ballaststoffreiche Kost entwickeln. Jeden frischen Fisch essen,
der möglich ist. Täglich frühstücken – und natürlich mit Körnern.
Gemüse, Salate, Obst in Hülle und Fülle. Dafür Fett vermindern,
wo es geht. Und alles über den Tag verteilen – und die Haupt-
mahlzeit möglichst tagsüber essen. Ach ja, noch ein halbes Verbot: kaum Süßigkeiten, schon gar nicht als Cola. Und ein ganzes
Verbot: Glimmstengel ade.*

Kür. *Wenn Sie sich schon so bewusst ernähren, dann entwickeln
Sie doch auch eine Freude bei der Suche nach den guten Lebens-
mitteln: Gehen Sie auf die Märkte, besuchen Sie die Bio-Bauern,
unterstützen Sie Initiativen, die für die Wiedereinbürgerung fast
ausgestorbener Tier- und Pflanzenarten sind. Lassen Sie sich von
einer Streuobstwiese verzaubern – und genießen Sie mal einen
Apfel von einem der uralten Bäume. Gehen Sie zu den Wirten,
die gute Produkte aus der Umgebung haben – und zahlen Sie
auch bereitwillig den Preis für diese Anstrengung.*

Kür plus. *Das macht alles Arbeit. Da müssen Sie sich ja richtig
drum kümmern. Da müssen Sie sich richtig bewegen. Und schon
wären wir beim Stichwort: bewegen. Erledigen Sie doch all diese
Gänge zu Fuß oder per Fahrrad – und das möglichst jeden Tag.
Dann sind Sie schon wunderbar auf das nächste Kapitel vorberei-
tet, das Laufen. Richtig essen, regelmäßig bewegen – und schon
tritt der Diabetes den Rückzug an.*

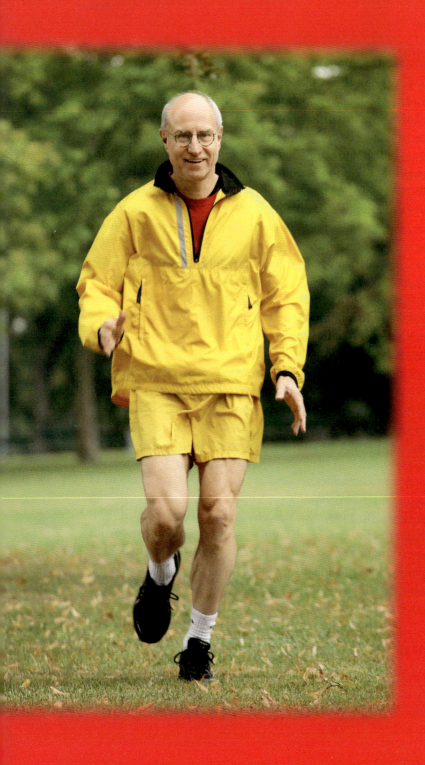

Laufen

Warum laufen? Gottes Wort

Gott erteilte dem einzig bewohnbaren Planeten seines Universums den Auftrag: „Macht Euch die Erde untertan." Niemand interessierte sich für diese Herkulesaufgabe. Weder die Elefanten noch die Affen und auch nicht die Dinos. Nur eine bis dahin unscheinbare Mini-Spezies meldete sich schließlich nach langem Zögern: der Mensch.

Adam und Eva erhielten den Auftrag. Zum Dank stattete Gott sie mit einem überragenden Intellekt aus – und alles war gut. Bis die Sache mit dem Apfel kam. Danach wurde der Auftrag modifiziert: „Im Schweiße Deines Angesichts sollst Du Dein Brot verdienen." Wurde 'ne schöne Plackerei, und dann noch überall die wilden Tiere – „da nützt der beste Verstand nichts", jammerten die Menschen.

Gnade den Menschen. Noch einmal hatte Gott ein Einsehen. Den Verstand paarte er mit einer sonst nur den Tieren vorbehaltenen Fähigkeit: dem langen Laufen. Zehn Kilometer pro Tag programmierte er den Menschen ein, genug, um anzugreifen, die Flucht zu ergreifen, selbst die Völkerwanderungen zu überstehen. Auf diese archaischen zehn Kilometer sind alle Körperfunktionen ausgerichtet, nur dann funktioniert der Selbstregulierungsmechanismus, richtet's der Körper.

Über vier Millionen Jahre funktionierte das Prinzip prima. Der Mensch unterjochte sich die Natur – und geriet in eine Sackgasse: Seine Extremitäten hatte er verselbständigt, die Füße wurden Räder,

Laufen

die Hände wurden Zangen, der Kopf wurde Computer. Der Mensch musste nur noch sitzen. Das war die Geburtsstunde der Zivilisationskrankheiten.

Neuer Mensch. Gott erkannte das Dilemma und ist seit Jahrzehnten dabei, ein auch schon altes Gebot mit neuem Leben zu erfüllen: das Weihnachts-Gebot, das die Menschen vor sich und den Planeten vor den Menschen schützen soll – „Friede auf Erden". Über die Gentechnologie leitet er eine grundlegende Umprogrammierung des Menschen ein. Schon sausen die ersten millimeterkleinen Nanoroboter durch unsere Blutbahnen, werden im Gehirn aktiv. Schon werden aus Stammzellen die ersten künstlichen Organe gezüchtet – auch Freund Langerhans darf seine Spielchen nicht mehr ewig treiben; die Produktion körpereigenen Insulins steht ganz oben auf der Umbauliste. Und schon steht die Züchtung des ganz neuen Menschen auf Gottes Spielplan, ausgeführt von seinen fleißigen Helfern, den Gen-Technikern.

Schade – oder Gott sei dank! – nur, dass Sie die Segnungen des Novus Homunculus nicht mehr erleben werden. Schade, dass Sie sich noch mit der alten, längst überholten Programmierung herumschlagen müssen. Und die besagt: laufen, und das im selten erreichbaren Optimalfall zehn Kilometer pro Tag.

Warum laufen? Experten Wort

Sie glauben Gott nicht. Dann eben den modernen Göttern, den Experten. Schon das dunkle Mittelalter hatte da seine Lichtgestalten: „Es gibt keine Sache, welche die Schulung des Körpers übertrifft. In Bewegungslosigkeit aber erstickt der Stoffwechsel, und die Schlacken stauen sich", wusste Maimonides, Leibarzt des berühmten Sultans Saladin.

Eine Schlackenstaufolge: Diabetes, beweisbar am historischen Beispiel. Schon vor über 2000 Jahren wanderten Teile der Pima-Indianer aus Mexiko ins heutige Arizona. Keine Probleme haben die Indios, die noch heute in der harten Bergwelt Mexikos herumkraxeln. Nur ihre Namensvettern, die es sich in der nordamerikanischen Zivilsation bequem gemacht haben, leiden: Sie haben weltweit das größte Risiko, an Diabetes 2 zu erkranken – praktisch jeden Zweiten trifft´s.

Staats-Lauf. Folgerichtig empfehlen die staatlichen US-Center for Disease Control, dass „jeder Erwachsene an den meisten Tagen der Woche mindestens 30 Minuten an moderater körperlicher Bewegung akkumulieren soll". Noch einen Schritt weiter geht Dr. med. Bernd Regling, ehemaliger Chefredakteur des Diabetiker Ratgeber: „Bewegung lässt Insulin besser wirken. Damit ist Sport geradezu ein Naturheilmittel und beim Typ-2-Diabetes zugleich eine gute Alternative zu den Diabetes-Medikamenten". Wie ein Lichtstrahl durchzuckte mich dieser Satz, und er zeigte mir, dass ich mit meiner Methode richtig liege.

Zum Schluss noch etwas aus der Sektion Altertumsforschung: Jay Olshansky und Bruce Carnes von der University of Chicago haben für das Erreichen des Ziels „Fit alt" ein einfaches Rezept: täglich 30 bis 60 Minuten Bewegung. Ahnen Sie was? Eine Stunde richtig bewegt, das entspricht annähernd zehn Kilometern. Und das wäre dann Gottes biblische Lauf-Programmierung.

Warum laufen? Meine Erfahrungen

Zur Schule bin ich immer gern gegangen. Nur den Sport habe ich gehasst. Vor allem wenn die Bundesjugendspiele kamen. Dann hatten die Besten der Klasse Ehrenurkunden, der Rest Siegerurkunden. Nur ich hatte überhaupt keine. Eine leicht degenerierte Liebe zum Sport erwachte bei mir erst, als das Fernsehen aufkam. Da saß ich bei den Nachbarn, fieberte bei den Europapokal-Spielen von Eintracht Frankfurt und haderte mit den bösen Schiedsrichtern, die immer gegen uns waren.

So mit Mitte 30 bequemte ich mich mal zu eigenen Aktivitäten. Langsam. Einmal pro Woche laufen, maximal eine halbe Stunde. Da war ich aber mächtig stolz. Aber das alles natürlich nur, wenn´s schön warm war. Wenn nicht: einmal im Monat reicht auch. Kommt

Laufen

Ihnen alles irgendwie bekannt vor? Wär wohl auch so geblieben, wenn der Arzt mir nicht immer deutlicher ausgemalt hätte, welche Konsequenzen meine hohen Zuckerwerte langfristig haben.

Arschtritt. Gut war, dass mir Dr. Spitzbart damals sein Buch „Fit Forever" gab, wo über Diabetes kurz und bündig steht: „KITA – Kick in the ass. Medikamente brauchen Sie keine". Noch besser war, dass ich zu der Zeit bei ProSieben kündigte, mich als Berater und Publizist selbstständig machte, mein Leben selbst in die Hand nahm, gesund aus eigener Kraft werden wollte.

Heute jogge ich pro Woche insgesamt rund drei Stunden, mache auch schon mal einen Marathon (keine Angst, brauchen Sie absolut nicht). Der Zucker ist im Griff. Alle anderen Werte sind optimal. Ich bin „Fit wie ein Diabetiker". Und das Laufen hat mir auch die mentale Kraft gegeben, manche Tiefen der Selbstständigkeit mit Mitte (schon was älter) 50 zu meistern.

Lauf-Leistung: Werden Sie Kraftwerkbesitzer

Anfangs bin ich gelaufen wie ein typischer Manager. Alles gegeben. Bis zur Erschöpfung. Völliger Blödsinn. Bringt überhaupt nichts, ist sogar schädlich. Laufen als Therapie, besonders für Diabetiker, funktioniert nur, wenn es ein Ausdauertraining im aeroben Bereich ist.

„Laufen mit einem Lächeln" nennt es Spitzbart. So laufen, dass Sie sich jederzeit unterhalten können. Nur dann werden die Muskeln ausreichend mit Sauerstoff (deshalb aerob) versorgt, tritt keine Übersäuerung ein. Nur dann können die Muskeln das tun, was der eigentliche Zweck der Lauferei ist: Fett verbrennen.

Am Anfang des Laufens hält sich dieser Effekt noch in Grenzen, grad mal 0,1 Gramm Fett werden in einer halben Stunde verbrannt. Doch schon nach nur drei Monaten regelmäßigen Trainings hat sich das Bild radikal gewandelt: Jetzt verheizt der Körper in derselben Zeit bis zu 25 Gramm Fett – das Äquivalent etlicher Tafeln Schokolade. Jetzt haben Sie spezielle Enzyme gebildet, die in Ihren Zellen

Laufen

viele kleine Kraftwerke, „Mitochondrien", in Gang setzen. Das Schöne dieser Kraftwerke: Sie arbeiten, einmal angeworfen, permanent.

Schlafend schlank. Selbst wenn Sie schlafen, wenn Sie am Schreibtisch sitzen, immer wird Fett verbrannt – jedenfalls solange Sie regelmäßig laufen. Jetzt haben Sie den Mechanismus in Gang gesetzt, der heißt „Der Körper richtet´s". Die Mischung aus richtiger Ernährung und Bewegung führt automatisch zum Idealgewicht, zu optimalen Cholesterin- und Leberwerten (letzteres natürlich nur, wenn´s nicht zuviel Alkohol gibt). Und wie lange dauert dieser Prozess? Nach rund einem Jahr sind Sie auf dem besten Weg, „Fit wie ein Diabetiker" zu werden.

Aber wie gesagt, nur wenn Sie mit genügend Sauerstoff laufen, werden Sie stolzer Besitzer der Kraftwerke. Ein grober Indikator ist das Sprechtempo. Es reicht mir mittlerweile völlig aus. Sind Sie noch Anfänger, lohnt sich eine Pulsuhr. Die können Sie so eichen, dass sie Ihnen automatisch anzeigt, wenn Sie zu schnell werden. Außerdem hat sie einen angenehmen Nebeneffekt: Aus der sinkenden Pulszahl bei gleicher Leistung können Sie Ihren Trainingsfortschritt ablesen.

Noch präziser ist der „Laktatwert" im Blut, der die Säurekonzentration misst. Liegt dieser Wert bei unter 4 mmol/l, wird optimal Fett verbrannt. Liegt dieser Wert darüber, verbrennt der Körper hauptsächlich Zucker.

Wende-Punkt. Aber Vorsicht, Sie sind Diabetiker. Liegt Ihr Nüchternwert des Zuckers morgens bei über 120 mg/dl, dann können Sie diese „überflüssige" Glukose erst mal verbrennen, bevor es dann ans Fett geht. Um solche Umkehr-Punkte herauszufinden, gibt es nur eines: Messen.

Und der Unterzucker?

Gibt´s nicht, jedenfalls nicht bei mir. Damit entfällt ein riesiges Problem, das gerade viele Insulin- und Tablettenpflichtige haben können. Dr. Spitzbart erklärt mir das so, dass sich der Körper allmählich

Laufen

auf die Belastung eingestellt hat und auch während des Joggens durch die Zuckerfreisetzung aus der Leber ausreichend Brennstoff zur Verfügung stellt. Bei Läufen von unter einer Stunde liegen die Messwerte bei mir sogar meist um einige Punkte über dem Ausgangsniveau – also eine glatte und damit optimale Verlaufskurve.

Es wächst also die Bauchspeicheldrüse mit ihren Aufgaben. Wenigstens hier habe ich das Gefühl, dass Madame Insulin mal spurt. Aber die Launen bleiben. So sinkt der Zuckerspiegel manchmal nicht sofort nach dem Laufen, sondern oft erst sehr viele Stunden, manchmal sogar erst einen Tag später.

Erschrecken dürfen Sie auch nicht, wenn Sie einmal richtig schnell laufen, also im ungesunden anaeroben Bereich sind: Bei solchem Sauerstoffmangel schießt die Leber schon mal so viel Zucker ins Blut, dass der Wert auf über 200 mg/dl ansteigen kann, weil der Körper denkt, Sie wollen vielleicht die Welt umrunden. Aber für so viel Unvernunft kann Madame Insulin wahrlich nichts.

Den Startschuss gibt der Arzt

Sport ist Mord. Der Sehnsuchtssatz der Sportmuffel. Ihnen wird er wenig nutzen. Sie gehen zum Arzt, und in über 90 Prozent der Fälle wird er testieren: J.v. Jogging verwendlich (ist eine friedliche Abwandlung von K.v. Kriegs verwendlich).

Auf drei Punkte muss der Doktor besonders achten – vor allem, wenn Sie anfangs noch ein paar Pfund zuviel auf den Hüften haben: zum einen Knie- und Fußgelenke, dann speziell bei Diabetikern die Füße und natürlich das Herz. Ein Belastungs-EKG ist in jedem Fall anzuraten, bevor es richtig losgeht. Und losgehen wird es fast immer. In meinen schlauen Büchern habe ich gesehen, dass sogar 80-Jährige, die mit dem Training beginnen, noch deutliche Fortschritte erzielen – es sind halt dann Übungen, die ans Alter angepasst sind.

Zacke ab. Weil bei meinem EKG eine Zacke zu zackig war, habe ich mir sogar einen Herzkatheter setzen lassen. Ist ganz interessant, ein-

Laufen

mal sein schlagendes Herz zu sehen – und vor allem, zu sehen, dass absolut keine Ablagerung drin ist: cholesterinfreie Zone sozusagen. Nur schade, dass das Bild noch schwarz-weiß war, schön rot wär mir lieber gewesen.

„Ich will aber lieber schwimmen"

Aber gern doch. Gut, dass Sie vor der Haustür ein 25-Meter-Becken haben. Gut, dass Sie kraulen können, denn das orthopädisch bedenkliche Brustschwimmen sollten Sie sich fürs Urlaubs-Planschen aufsparen. Gut, dass Sie über eine Stunde kraulen können oder wenigstens rückenschwimmen, schließlich verbrennen beim Schwimmen nur 15 Prozent der Muskelmasse Fett, also müssen Sie für dieselbe Leistung länger ran.

Bleibt: Schwimmen oder auch Aqua-Joggen kommen vor allem dann in Frage, wenn Gelenke geschont werden müssen, weil Wasser das Körpergewicht um bis zu 90 Prozent reduziert. Aber auch das muss gelernt werden. Es lohnt sich also, in ein professionelles Training zu investieren.

Also dann lieber Fahrrad fahren. Schon besser. Da ist immerhin ein Drittel Ihrer Muskeln bei der Fettverbrennung aktiv. Da brauchen Sie auch für den gleichen Energieaufwand nur rund die doppelte Zeit wie beim Laufen.

Was auch gut geht, ist Inline-Skaten. Da ist der Energieverbrauch auch sehr hoch, es macht irre Spaß, ist also gerade für junge Leute ideal – wenn man's kann. Ich kann's nicht, will's auch nicht mehr lernen, was auch besser ist, wahrscheinlich würde ich ähnlich rasant losbrettern wie beim Skifahren.

Oh, ist das alles langweilig. Tennis, Handball, Fußball, das ist Sport! Ja, zum Zuschauen oder als Ergänzung. Die Stop-and-go-Bewegungen dieser Sportarten bringen keinen mit dem Ausdauertraining vergleichbaren Effekt. Aber trotzdem: Besser als gar nichts ist es natürlich allemal, und beim Squash wird sogar richtig was ver-

Laufen

braucht. Noch ein kleiner Tipp: Treppensteigen ist auch eine Chance, um in Schwung zu kommen.

Bleibt Laufen. 70 Prozent der Muskelmasse werden gebraucht. Es geht überall, zur Not sogar mal in den guten Schuhen (was ich neulich in Stuttgart ausprobiert habe, die größte Arbeit war das Schuheputzen). Denn Schuhe können Sie schnell ersetzen, schlechte Fitness zu regenerieren dauert schon länger.

Begriffsklärung: Springender Jogger

Wenn der Badener läuft, dann meint er gehen. Wenn der Hamburger läuft, dann meint er joggen. Wenn der Schwabe joggt, dann springt er. Wenn ich in diesem Buch von Laufen spreche, dann meine ich Joggen, also das schnelle Laufen. Alles klar? Lieber nicht nachdenken, lieber raus.

Wann? Wo? Wie oft? Wie lange?

Wann? Ich bevorzuge morgens, noch vor dem Frühstück. Psychologisch sinnvoll, gemacht ist gemacht. Physiologisch sinnvoll, weil ein Schlüsselreiz für die Fettverbrennung gesetzt wird. Außerdem lässt sich gleich noch überschüssiger Zucker verbrennen. Aber vom Biorhythmus her ist auch 16 Uhr nicht schlecht. Ja, wann denn nun? Ganz einfach: überhaupt.

Wo? Möglichst in schöner Umgebung ohne allzuviel Verkehr. Als Jogger lernen Sie die Autos hassen. Sie unterbrechen Ihren Takt, sie stinken. Also in den Wald, wo die Böden weich sind, weil auch die besten Schuhe langfristig vor dem Asphalt kapitulieren.

Wie oft? Wie lange? Glaubensfragen. Am besten wäre täglich eine halbe Stunde. Ist aber höchstens in den Ferien zu schaffen. Also realistisch bleiben. Auf jeden Fall dreimal die Woche mindestens 40 Minuten. Ich laufe inzwischen dreimal eine Stunde, manchmal weniger, manchmal mehr. Insgesamt drei Stunden sind auch vom Trainingseffekt her perfekt, mehr bringt meist nicht mehr. Bloß nicht quälen.

Eine halbe Stunde, gar eine Stunde kommen Ihnen furchtbar lange vor? Ging mir auch so. Also tasten Sie sich an die Zeiten heran, bisschen Power-Walking zu Beginn und dann jeden Tag eine Minute länger. Sie werden sich wundern, wie schon nach zwei Monaten aus den Minuten eine starke halbe Stunde geworden ist.

Wo ist kein Aufzug?

„Ich laufe jede Treppe", erklärte ich einmal großsprecherisch auf einer Geschäftsreise in Wien. Prompt standen wir zehn Minuten später vor einem der wenigen Hochhäuser der Stadt. Pech. Aber natürlich rauf laufen. Kleiner Trick: Bevor Sie wieder zu den lauernden Kollegen gehen, zwei Minuten ausschnaufen. So kommen Sie lässiger daher.

Also, alle Treppen steigen, die Sie finden können. Und jeden Weg laufen, der möglich ist. Ich bin als Publizist und Referent dauernd unterwegs und laufe in den großen Städten die meisten kurzen Strecken zu Fuß – geht in den deutschen Staustädten meist sogar schneller als mit dem Taxi. Oder machen Sie's wie die Unterhaltungsikone Harald Schmidt: Der läuft jeden Tag rund sechs Kilometer durch Köln, holt die Kinder ab, geht ins Kino, in die Kneipe, alles zu Fuß. Oder kaufen Sie sich einen Hund, der will mindestens zweimal am Tag Gassi gehen – und Sie haben keine Ausrede mehr.

Lieber wandern? Hier bieten sich Bahnhöfe an. So kommt die Bahn oft in „umgekehrter Wagenreihung" oder auf anderen Gleisen an als ausgedruckt, ohne dass dies angekündigt würde. Gibt schon zweimal 400 Meter. Das schrieb ich schon 2002. Aber die Bahn fährt immer noch so. Nur ein Zug ist immer pünktlich: der Anschlusszug.

Aber im Ernst: Das sind natürlich alles Fingerübungen. Das richtige Wandern findet in den Bergen, im Wald statt. Dort wartet dann die Kampenwand bei Aschau mit prächtiger Sicht über den Chiemsee und in die Alpen hinein. Bergwandern, nicht Joggen, natürlich. Sie wollen

Laufen

ja was von der prächtigen Landschaft sehen. Und gerade wenn Sie dabei auch noch bergauf laufen, haben Sie mindestens denselben physiologischen Effekt, als wenn Sie eine starke Stunde gejoggt wären.

Falls Sie in den Bergen sind, werden Sie dort auch im Sommer viele Leute mit Skistöcken sehen. Richtig, beim Nordic Walking. So belächelt das am Anfang gewesen ist, so stark hat es sich doch durchgesetzt. Es ist eine ideale intensive Bewegungsmöglichkeit für alle, die ihre Gelenke schonen müssen – um bis zu 40 Prozent vermindert sich die Belastung, was inzwischen relativiert wird. Allerdings lohnt es sich unbedingt, diesen schneefreien Skilandgang unter Anleitung richtig zu erlernen. Und dann ohne Angst, mit viel Selbstvertrauen auch in den Städten loslaufen – mir rufen auch oft Leute „Hopp, Hopp" nach, alles Neider.

Technik. Kleine Schritte, große Wirkung

Einfach losgelaufen bin ich anfangs. Technik, dachte ich, braucht´s nicht. Laufen kann jeder. Stimmt prinzipiell. Aber ein paar Macken schleichen sich schon ein. Habe ich gemerkt, als ich dann einmal einen kompetenten Sportverkäufer getroffen habe.

Pit Jennisch von City Sport in Lörrach, selbst ein Athlet, zeigte mir bei der Video-Analyse auf dem Laufband einen typischen Fehler: Mit den Armen habe ich eine Torsionsbewegung gemacht, statt sie schön parallel aus der Schulter im Takt zu schwingen. Folge: eine unnötige Belastung für die Wirbelsäule.

Verschwunden war diese Fehlhaltung, als ich zur kompetentesten Laufberatung antrat, die es in Deutschland gibt: eine Video-Analyse der Bewegung durch Dr. Thomas Wessinghage im Rahmen eines Fitness-Seminars. Der frühere Europameister über 5000 Meter, viermalige Olympia-Teilnehmer und heute Ärztlicher Direktor der REHA-Klinik Damp (die ausgezeichnete Präventionsprogramme für Diabetes anbietet) konstatierte: „Kleinschrittiger Fersenläufer, gut; wenig Auf- und Abbewegung, in Ordnung; stabiles Becken, wichtig; gute Armführung; etwas aufrechter wäre besser."

Laufen

Was mir der Spitzensportler sagte, gilt auch für Sie: möglichst kleine Schritte machen, den Oberkörper ruhig halten, das Becken nicht abknicken. Noch besser wäre, auf dem Vorderfuß aufzukommen. Und laufen Sie bitte aufrechter als ich – aber leicht bucklig war ich schon immer. Zwei Jahre nachdem ich das geschrieben habe, bin ich dann endlich zum Physiotherapeuten gegangen, um mich zu „entbuckeln".

Welche Schuhe empfiehlt der Olympiateilnehmer? Alle, die gut gedämpft sind, und die so ab rund 80 Euro kosten, egal welche Marke. Wobei es wichtig ist, verschiedene zu haben, weil keiner ganz perfekt ist und sich so die Fehler ausgleichen. Allerdings moniert Wessinghage, dass die Schuhe nur noch rund 1000 Kilometer halten. Grad mal 25 Marathons – und schon kaputt. Das Problem hätten viele gern.

Laufen. Heute nicht – aber doch!

Sie glauben gar nicht, wie kreativ Sie sind, wenn es um Ausreden fürs Nichtlaufen geht. Hier einige gängige Entschuldigungen. Weitere tausend werden Ihnen einfallen – und Sie werden trotzdem laufen.

Regen. Herr Kurdirektor!

Zwei Stunden rumgetrödelt; sogar noch den ewig tropfenden Wasserhahn in der Gästetoilette repariert, endlich die Sportschuhe angezogen – und was passiert: Es regnet. Bloß jetzt nicht denken „Geht nicht", sondern sich des Kurdirektors von Norderney erinnern: „Es gibt kein schlechtes Wetter, nur falsche Kleidung."
Also die ledernen Schuhe an (oder die aus Stoff imprägniert), die Gore-Tex-Klamotten (leiten den Schweiß ab, sind Regenschutz) angezogen – und los geht's.

Heiß. Früh übt sich

„In Deutschland sind die Sommer nichts anderes als grün angestrichene Winter", spottete Heine. Gott sei Dank stimmt das Dichterwort nicht immer. Hitze, wunderbar. Endlich Sommer.

Laufen

Deshalb schon morgens um sechs auf die Piste, dann ist's noch angenehm kühl. Frühmorgens ist auch das Ozon noch nicht da, wobei mich der Dreifach-Sauerstoff Ozon nicht stört – Laufen ist ja für mich auch „keine ungewöhnliche Tätigkeit im Freien".

Kalt. Doppelschuhe
Wann ist kalt kalt? In Hamburg schon bei null Grad, weil es wegen des ewigen Niesels dann „gefühlte" minus fünf Grad sind. Fünf Grad minus sind in München angenehm, weil's ne trockene Kälte ist. Egal, bis minus zehn Grad klassisch, nur das interessiert die Lunge, gibt's keine Ausreden. Turnschuhe an, Handschuhe an, aua, Kalau: Doppelschuhe.

Dunkel. Der Bergmann ruft
Wer jogget so spät durch Nacht und Wind? Es ist der Läufer mit seinem Licht. Und zwar einem Licht, das aussieht wie die Gruben-lampe des Bergmanns, nur viel leichter und mit hellem Halogen. Trotzdem ist das „Nighteye" keine mobile Straßenlaterne, son-dern nur ein grobes Orientierungslicht. Also keine welligen Wald-wege gehen, sondern ebene Strecken anpeilen.

Schön. La perla
Die härteste Härteprüfung im Berliner Szene-Loft: Seit drei Wochen kuschelt auf dem Futon die schöne Blonde. Jetzt raus? Grad jetzt! Der Diabetes kennt keine Toleranz. Seit Tagen ärgert sich Lady Insulin über die vielen BigMac's, die Lady Blond so kul-tig findet. Vielleicht will die Neue mitlaufen? Eher nicht. Aber vielleicht hat sie bei der Rückkehr die wunderschönen Teilchen von La perla an, die noch in der Dessous-Tüte neben dem Bett lie-gen? Imagine! Walk! Tempus fugit!

Stop „Nine to Five"

Mit Arbeit verdirbt man sich den ganzen Tag, sagt der Kölner. Und den Zuckerspiegel. Der moderne Büroalltag heißt Sitzen ohne Ende, heißt immergleiche nervende Meetings mit den immergleichen

Laufen

Selbstdarstellern („Mich hat keiner informiert"), heißt unregelmäßiges Essen, abends zuviel trinken.

Und für was? Irgendwann werden plötzlich die Hierarchien abgebaut, wird sich auf die immer wieder neu definierten Kernkompetenzen konzentriert, verschwindet der schöne Arbeitsplatz im globalen Merger. Dann schon lieber während der Nine-to-Five-Jobs (bei mir waren's am Schluss immer Nine to Nine) ein wenig Guerillero spielen, mal verschwinden (geht gut mit den Handys, weiß eh keiner, wo man ist). Dafür Joggen, Radfahren, was für die Fitness tun.

Oder noch besser: ganz aussteigen. Je eher, je besser. Dann lässt sich was Eigenes aufbauen. Und die dann eigene Zeit besser einteilen. War nur so 'ne Idee, gehört nicht offiziell zu meiner Methode.

Morning Star Als ich das schrieb, stand ich am Beginn meiner Selbstständigkeit, und ich hatte so ganz den üblichen ritualisierten Büroalltag im Kopf. Inzwischen bin ich mein eigener Herr, leidlich erfolgreich im Job, sehr erfolgreich im Umgang mit dem Diabetes. Sicher erleichtert mir meine jetzige Arbeitsweise, wo ich mir die Zeit weitgehend selbst einteile, das sinnvolle Essen, das Laufen. Aber auch in den Bürojobs ist es möglich, gescheit zu leben. So joggt ein Freund von mir, ein erfolgreicher Modemanager in der Schweiz, inzwischen auch selbst und ständig, fast jeden Morgen um sechs Uhr rund um St. Gallen, links den Bodensee, rechts den Säntis, schöner geht's nicht. „Da ist's doch teilweise noch dunkel", sage ich. „Ja und", meint er, „ich kenne doch den Weg". Wessen Kopf das Ziel kennt, dessen Füße den Weg finden.

Ein entsetzter Physiotherapeut

Wie in Trance fuhr ich von Köln nach Bonn. Vor zwei Stunden waren die Flugzeuge in die New Yorker Türme gekracht, und ich gehe zum Physiotherapeuten. Andreas Stommel, Inhaber des florierenden „Bonner Zentrum für Ambulante Rehabilitation", brachte mich wieder in eine andere Wirklichkeit: „So etwas habe ich noch nicht gesehen. Muskeln, gespannt wie Klaviersaiten."

Laufen

„Von Stretching haben Sie noch nie etwas gehört?" fragte der Mann, bei dem Schalke 04 und Team Telekom in Behandlung sind. Gehört hatte ich schon, dachte aber, das wäre was für Warmduscher. Jetzt aber, wo ich nicht mehr sitzen konnte, war ich aufgeschlossener solchen Dingen gegenüber. Stommel zeigte mir an einem Skelett, wo sich durch das Laufen bei mir immer der Ischias-Nerv einklemmt.

Freundlicherweise gab er mir nur zwei Übungen mit auf den Weg – „mehr machen Sie doch nicht". Woher kannte er mich? Aber die mache ich jetzt tatsächlich, und der Zustand hat sich deutlich gebessert. Und für kurze Zeit hatte ich sogar die schrecklichen Bilder vergessen.

Das Buch, das mir Stommel empfohlen hat, heißt „Trainingsbuch Rückenschule" bei rororo. Leider hat es fast 200 Seiten mit unendlich vielen Übungen. Gut, dass zwei davon reichen.

Wie ich den aufrechten Gang lernte

Kindheitserinnerungen: „Pass auf den Zucker auf", lautete eine ständige Ermahnung. „Mach keinen Buckel", die andere. Das mit dem Zucker habe ich hingekriegt, das mit dem Buckel lerne ich gerade. Denn irgendwann löste der gebückte Gang bei mir solche Schmerzen aus, dass ich nach über zwei Jahren wieder einmal zu Andreas Stommel ging. „Erst mal das Wichtigste, an der Wirbelsäule ist nichts. Aber wenn wir Ihnen helfen sollen, wird's weh tun". Wird schon nicht so schlimm sein, dachte ich, auch weil er die Behandlung seiner zierlichen Frau übertrug. Falsch gedacht. Die Dekontraktion der Bauchmuskeln, die Andrea Stommel machte, tut richtig weh. Aber es gibt ja das Kölner Karnevalslied „Mädchen dürfen kriechen (weinen heißt das), Indianer dürfe dat nicht".

Aber die Dekontraktion der Muskeln, die den Körper immer weiter nach unten ziehen, ist das eine. Das andere ist die aktive Mitarbeit, „das Arbeiten am Buckel". Zwei kleine psychologische Tricks haben bei mir bewirkt, dass ich von Stund´ an immer wieder meine

Haltung korrigiere: „Ich atme besser, wenn Sie aufrecht sind", sagte sie (und wer will schon einer Mutter den Atem abstellen), und „Als ich gesehen habe, wie Sie dasitzen (sie machte es dann auch noch plastisch nach), war mir klar, was Sie haben". Baff, das saß. Ja, warum dem Betroffenen nicht mal sagen, was mit ihm ist, etwa dem dicken Diabetiker sagen „Sie sind zu dick", anstatt „das kommt von den Genen". Bei mir hat der Appell an die Eigenmotivation jedenfalls gewirkt. Aber, wer weiß, wie ich reagiert hätte, wäre das nicht so charmant dahergekommen.

Übrigens: „Kaufmännisch" war die Behandlung ein Flop. Ich war geheilt, musste nicht mehr hin, die Praxis hatte einen Kunden weniger. Trotzdem: danke!

Der mit dem Diabetes tanzt

Rückschläge sind im spielerischen Fight mit der Dame Insulin unvermeidlich. Mitten im stressigen Schreiben dieses Buches gab´s so eine Phase: morgens schon über 120 mg/dl Zucker, mittags fast 150, nach dem Essen sogar leicht drüber – das gab's seit Monaten nicht mehr.

Jetzt hatte ich die Faxen dicke. Operation Doppelschuh, denn es war eisig kalt, unten am Rhein, Nordwind, Regen mit Schnee. Niemand war unterwegs. Nur ich mit dem „Zucker". Ich schrie ihn an: „Geh runter, geh endlich runter." Über eineinhalb Stunden war ich draußen, bis ich vor der Nässe und der Kälte kapitulierte. Zitternd die Messung, kaum den Blutstropfen aus dem blauen Finger gezogen. Aber was für ein Resultat: 95! Und als ich nach Mitternacht noch einmal nachkontrollierte, waren es sogar nur 89, trotz Essens. Ich hatte gewonnen.

„Ist er jetzt durchgedreht?" werden Sie fragen. Nicht ganz. Bei der Recherche zu diesem Buch stieß ich auf eine aktuelle Studie. Sie weist nach, dass die Empfindlichkeit für das Insulin auch durch das Gehirn gesteuert wird. Zwar gelang der Nachweis erst bei Mäusen, aber ähnliche Mechanismen vermuten die Forscher auch bei Menschen. Also lohnt es sich, mit dem Diabetes zu tanzen.

Laufen

2 zu 1. Und es lohnt sich, nie zu vergessen, dass es ohne Laufen nicht geht. Allein mit dem richtigen Essen lassen sich halt nur rund zwei Drittel der notwendigen Zuckersenkung erreichen. Schmerzlich im wahrsten Sinne des Wortes musste ich diese Weisheit nach dem London-Marathon vor einigen Jahren erfahren: Dort hatte ich es wirklich übertrieben, war trotz einer leichten Zerrung gestartet und ins Ziel gehumpelt – und konnte prompt wochenlang nicht rennen.

Mit einer für den Diabetes typischen Folge: In den ersten drei Wochen blieb der Nüchternwert unter der kritischen 100er Grenze. Und plötzlich stieg er auf 110, 120 an – auch noch so perfektes Essen konnte daran nichts ändern. Erst als ich mit intensivem Gehen im Zwei-Stunden-Bereich dagegenhielt, sanken die Werte wieder. Und nachdem ich das Joggen wieder startete, war alles überhaupt kein Problem mehr. Also, es bleibt dabei: Essen und Laufen. Eine Erfahrung, die bis heute gültig ist.

Gemessen: Experimente am laufenden Lauber

Theresienwiese. Ende September tobt hier die größte Bier-Party der Welt, das Oktoberfest. Ende Januar tobt hier nur eines, der Winter. Eiskalt war es am Freitag, dem 18. Januar, morgens um sechs. Dunkel war es und gefährlich glatt. Doch es musste sein.

Kurz bevor dieses Buch zum ersten Mal erschienen ist, wollte ich wissen, ob meine Methode wirklich funktioniert. Zwei Tage davor war ich morgens um acht Uhr in der Praxis eines Münchner Diabetologen gewesen. Wir hatten den „Oralen Glukose-Toleranztest (O.G-T.)" durchgeführt. Da wird zuerst der Nüchternzucker gemessen, danach musste ich 75 Gramm reine Glukose trinken. Schmeckt grauenhaft, wirkt grauenhaft. Innerhalb kürzester Zeit schießt der Zucker auf weit über 200 (so ähnlich, liebe Cola-Trinker, wirkt in großen Mengen auch die geliebte Coke; siehe „Sieben Todsünden").

Aber nun kommt das Wichtige: Wie schafft es der Körper, diesen künstlich hochgeputschten Wert wieder auf Normalmaß zu senken? Zwei Stunden kriegt Madame Insulin dafür. Bei mir hat sie perfekt

Laufen

gearbeitet. Schon bei der Messung nach einer Stunde war eine deutliche Senkung zu sehen, und nach 120 Minuten lag der Wert deutlich unter 100. Juhu! Der Arzt war´s zufrieden, sagte mir noch, dass der Langzeitwert bei sensationellen (für einen Ex-Diabetiker sensationellen) 5,9 liegt, und schrieb nach dem Zuckerbelastungs-Test: „Ein Diabetes mellitus kann nicht diagnostiziert werden."

Eine richtige Diagnose, die Professor Dr. med. Stephan Martin, Leitender Oberarzt der Deutschen Diabetes-Klinik in Düsseldorf, knapp zwei Jahre später bestätigen konnte: „Ihre Insulinwerte liegen im Normbereich." Allerdings hatte er statt des OGT ein anderes Verfahren gewählt (ich bin halt immer neugierig), bei dem durch die Injektion des zuckererhöhenden Hormons Glukagon Glukose aus der Leber freigesetzt wird, was wiederum eine Insulinausschüttung zur Folge hat – die beiden Hormon-Ladies im perfekten Doppelspiel mit einem für mich angenehmen Ergebnis: kein Diabetes. Und noch ein Ergebnis: Der 1c war wieder einmal 5,9, scheint mein Standardwert zu sein. Inzwischen pendelt er um die 5,5.

Der Beweis: Laufen wirkt. Wir hatten damals in München aber noch etwas anderes gemessen: zweimal den Insulinspiegel. Nüchtern und nach dem Zuckerschock. Das grad beschriebene Messprocedere wiederholten wir nun zwei Tage später an dem Freitag. Alles war gleich bis auf die Tatsache, dass ich vor den Messungen die zehn Kilometer über die vereiste Münchner Theresienwiese zurückgelegt hatte. Denn ich hatte in der Literatur viel über den Zusammenhang zwischen Laufen und Diabetes gefunden, aber keinen Messwert entdeckt.

Also messen (und selber zahlen; fällt unter Recherchekosten). Doch der Aufwand hat sich gelohnt – das Ergebnis haute mich um: Denn an dem lauflosen Mittwoch musste der Körper 32,9 mU/l Insulin bilden, um den Zuckerspiegel wieder auf Normalmaß zu bringen.

Doch am Freitag mit dem Laufen sah dieser Wert dramatisch anders aus: Nur noch 11,9 mU/l musste Madame Insulin bereitstellen, um denselben Effekt zu erzielen, also zwei Drittel weniger. Das ist der Beweis: Laufen wirkt. Noch etwas anderes hat mir dieser denkwürdige Freitag gezeigt: Ich habe genug eigenes Insulin und nicht

Laufen

zuwenig, wie Ärzte mir einzureden versuchten, was das Spritzen von Insulin bedeutet hätte.

Natürlich besagt mein Laufexperiment wissenschaftlich noch gar nichts, auch wenn wir methodologisch sauber gearbeitet haben. Schließlich war´s nur ein Einzelfall, Kasuistik nennen das die Mediziner. Aber ich bin überzeugt, dass wenn Sportmediziner diesen Versuch mit einer statistisch relevanten Personenzahl wiederholen, ähnlich gute Werte herauskommen. Seltsamerweise ist dieses Experiment nie gemacht worden. Vielleicht deshalb: Die medikamentenfreie Lauber-Methode heißt keine Medikamente verkaufen.

Wie der Mechanismus funktioniert, erklärte mir einmal Professor Dr. med. Gerhard Uhlenbruck: Durch die Bewegung vervielfacht sich die Wirkung des Insulinrezeptors an der Zelle. Oder einfacher ausgedrückt: Das Insulin wird wieder sensitiv, kann wieder schaffen. Oft habe ich diese Erklärung des emeritierten Leiters des Instituts für Immunbiologie an der Universität Köln und mehrfachen Marathonläufers anderen Ärzten erzählt. Ich hatte meist den Eindruck, sie hören's zum ersten Mal. Vielleicht hat mir Uhlenbruck deshalb geschrieben: „Laubers Buch gehört in das Wartezimmer eines jeden Arztes" – und das Sprechzimmer vieler Ärzte, ergänze ich.

Probleme? Laufend Lösungen

„Sind Sie das Problem oder die Lösung?" fragen Hamburger Agentur-Chefs ihre bedenkentragenden Mitarbeiter. Ich hätte für die Jung-Kreativen einen guten Rat: zweimal um die Außenalster, Deutschlands schönste Joggingstrecke, rennen. Schon lösen sich die meisten Probleme in Luft auf, schon zündet der seit Tagen quälerisch gesuchte Slogan für die neue Kampagne.

Brain-Ware. Laufen beflügelt, Laufen befreit – für mich das Faszinierendste am dauernden Lauf. Wenn das Finanzamt mahnt, die Manuskriptabgabe droht, auf die Piste. Danach sind die Gedanken geordnet, die Strategien klar. Bloß gleich alles aufschreiben, bevor die Geistesfülle wieder verhaucht. Gleich zwei Lauf-Effekte können die Hirnforscher nachweisen: kurzfristig die kreative Sauerstoffdusche, langfristig die Bildung neuer Nerven-Netze im Gehirn. Je mehr Kilometer, je denkstärker.

Oft sehe ich Jogger mit Walkman, heute gerne mit zwei weißen Kabeln. Sie machen einen Fehler. Beim Laufen lieber auf die innere Stimme hören, den Rhythmus des Körpers spüren, zu sich finden.

Die Zeit fehlt? Bald das Leben

Laufen kostet Zeit. Keine Frage. Nichtlaufen kostet noch mehr Zeit. Die Zeit auf der Intensivstation. Wenn Sie „Glück" haben. Fast die Hälfte der Infarkte verläuft tödlich. Und wer sich nicht bewegt, hat ein signifikant höheres Risiko, vom Schlag getroffen zu werden.

Wenn Ihnen das zu moralisch ist, dann eine eher ökonomische Betrachtung: Umberto Angeloni, Inhaber der Manufaktur Brioni, von der sich die Topmanager einkleiden lassen, braucht jeden Morgen eine Stunde, um sich anzukleiden. Sein vollendeter Auftritt ist sein Kapital. Sie brauchen dreimal in der Woche eine Stunde, um zu laufen: „Ihre Fitness ist Ihr Kapital."

Wirklich eine Übertreibung: Marathon

In meiner ersten Laufphase, so vor über 15 Jahren, lief ich mal mit einem Manager der Deutschen Bank am Sonntag Morgen durch Frankfurts Grüneburg-Park. Ich war nach einer halben Stunde fix und fertig, er lief weiter und erzählte mir, dass er Marathon laufe.

Unvorstellbar für mich. So weit, so lang. Aber irgendwie ist es wie ein kleiner Stachel in mir geblieben. Und als ich mit dem richtigen Training anfing, merkte ich bald, was da für eine Kraft heranwächst. Also wollte ich auch mal den Marathon laufen.

Doch vor den Marathon hat der Lauf-Gott den Halb-Marathon gesetzt. Und der war für mich im Frühjahr 2000 in Meran. Was war

Laufen

ich aufgeregt. Wie lang kam mir die Strecke vor, als ich sie auf dem Plan studierte. Bis mir der Pizza-Wirt sagte: „Sie wissen, dass sie zweimal gelaufen wird?" Am liebsten wäre ich wieder abgereist. Aber das Hotel war so schön, das Wetter gut, also antreten.

Schnee-Blüte. Eigentlich eine angenehme Sache so durch die Apfelplantagen, oben die schneebedeckten Berge, unten die blühenden Bäume. Nur die lächerlichen Plastikbehälter, aus denen die Läufer im Laufen hastig trinken, die Dinger auf den Boden knallen, störten mich. Irgendwann sagte mein österreichischer Freund, mit dem ich mich die ganze Zeit über Business-Pläne (Sprechtempo) unterhielt: „Du, wir packen die zwei Stunden." Was für zwei Stunden? Ich war froh anzukommen. Wir kamen dann auch an und waren knapp unter zwei Stunden gelaufen.

Ist ja einfach, dachte ich. Dann laufe ich den richtigen Marathon unter vier Stunden. Ganz so schnell ging´s doch nicht. Als ich noch im selben Jahr in Berlin meinen ersten Marathon startete, brauchte ich rund viereinhalb Stunden, beim zweiten in Wien waren es runde 15 Minuten weniger, und erst bei meinem dritten in Berlin klappte es: 3 Stunden 56 Minuten.

Stadtspaziergang. Klingt fast schon ein wenig wie Routine. Ist auch ein wenig wie Routine. Für mich sind Marathon-Läufe wunderbare Gelegenheiten, eine Stadt in Ruhe anzuschauen. Alles ist gesperrt, die Luft ist gut, die Menschen winken einem zu, die Endorphine steigen hoch. Sicher, vorher trainiere ich etwas intensiver, laufe auch mal zwei Stunden, mindestens einmal drei Stunden plus kleine Bergstrecken.

Aber nie so, dass es mich überanstrengt. Denn auch der Marathon bleibt Teil meiner Methode, meiner persönlichen, nicht der, die ich anderen empfehle. Die Auswirkungen auf den Zucker sind negligabel. Übertrieben gesund ist es sicher auch nicht, weil es auf Asphalt ist. Aber das Glücksgefühl im Ziel ist schon überwältigend.

Wobei Berlin Berlin bleibt. Am Ziel des Berlin-Marathons gab´s tatsächlich Freibier. Das war dann selbst mir als Biertrinker zu viel. Ich aß einen Apfel. So gut hat noch keiner geschmeckt.

Inzwischen bin ich sechsmal den Marathon gelaufen, eine Sucht ist's nicht geworden, aber so einmal im Jahr juckt's mich doch – New York fehlt noch, noch einmal eine Herausforderung. Noch besser wäre etwas ganz anderes: Ich trainiere für den langen Lauf, vor allem die zwei Stunden ist gleich 20 Kilometer-Strecke, und lasse den Lauf selbst weg – das wäre physiologisch das Beste, denn jeder Marathon geht an die Grenze. Außerdem hätte dann keiner mehr die Chance zur Ausrede, bei der Lauber-Methode muss ich Marathon laufen, was natürlich Quatsch ist. Bin dann doch zweimal gelaufen: New York und Basel. Lausig schlechte Zeiten. Hoffentlich ist jetzt Schluss mit dem ungesunden Lauf.

Vom Glück, ein Diabetiker zu sein

Unter diesem Titel stehen meine Vorträge. Damit ermutige ich meine Zuhörer, ihren Diabetes nicht als Schicksal, sondern als Chance zu sehen. Sich für ihre Stoffwechselstörung nicht zu schämen, sondern sie als etwas Positives zu sehen – als ein Signal des Körpers, auf das ich reagieren kann: „Die anderen kriegen gleich einen Herzschlag, einen Hirnschlag, aber zu Ihnen spricht der Körper, und das ist ein Glück", sage ich. Wer selbst vom Diabetes 2 betroffen ist, versteht mich, als zynisch hat´s noch niemand empfunden.

Messen! Essen! Laufen! Diese Trias funktioniert bei mir, nicht nur zum Sieg über den Diabetes, sondern sie ist Grundlage für eine ganzheitliche Gesundheit: „Solche guten Werte wie bei Ihnen habe ich in Deutschland bei fast keinem gesehen, der gesund ist", analysiert Professor Martin von der Deutschen Diabetes-Klinik, bei dem ich mich letzten November habe durchchecken lassen. Und was bei mir erfolgreich geht, kann bei einigen hunderttausend weiteren Betroffenen funktionieren.

Was passieren muss, dass meine Methode auch tatsächlich in die Breite wirken kann, welche Auswirkungen das auf das Gesundheitssystem hat, das erfahren Sie im Schlusskapitel, wo es darum geht, aus passiven Patienten aktive Aktienten zu machen, wo die Forderung heißt: **Selbst handeln! Selbst heilen!**

Laufen

To do's

Zum letzten Mal: Alles für den eiligen Leser.

Arzt Wenn Sie bislang kaum Sport getrieben haben, muss am Beginn des intensiven Laufens eine gründliche Untersuchung stehen. Am besten ein Belastungs-EKG. Und wenn Sie stark übergewichtig sind, würde ich mit einem Orthopäden reden.

Anfangen Das Wort Laufen, das ich im Buch verwende, steht für Bewegen, also für Radfahren, für Nordic Walking, für's Powerwalken, aber auch für's stundenlange Spazierengehen, für's stramme Bergwandern, eingeschränkt für's Schwimmen wegen der Halswirbelsäule, für's Aqua Joggen, für's Treppensteigen, für's Skaten und, wer's mag, für Fußballspielen, für Tennis, für Squash, aber diese Sportarten nur für die, die wie geölte Blitze über den Platz fegen – und das Wort Laufen steht für Joggen, die effektivste, weil am meisten fettverbrennende Sportart.

Alster Auf dem Laufband laufen geht natürlich auch. Aber am schönsten ist es draußen. Und eine der schönsten Strecken ist rund um die Außenalster in Hamburg. Dort merken Sie auch, dass Sie nicht allein sind. An schönen Wochenenden gibt es fast schon einen Jogger-Stau. Also, suchen Sie sich in Ihrer Stadt eine schöne Strecke aus, und genießen Sie das Singen der Vögel.

Klatschnass und kerngesund

Zur zweiten Natur ist mir das Laufen geworden. Es fehlt mir etwas, wenn die Bewegung fehlt. Und längst ist das Joggen ein integrierter Teil der Bewegung geworden. Weil es eh immer am Geld fehlt, laufe ich in der Stadt die meisten Strecken oder fahre mit dem Fahrrad, auch wenn ich dabei klatschnass werde. Früher wäre ich danach krank geworden, heute steckt mein Körper das locker weg. Auch diese kerngesunde Fitness habe ich indirekt nur einem zu verdanken: meinem Diabetes. „Die gesündeste Krankheit, die ich bekommen konnte", schrieb mir eine Leserin.

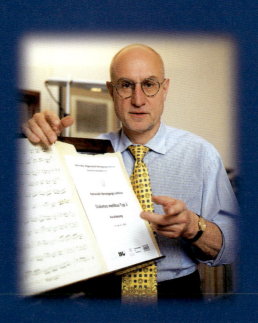

Aktienten statt Patienten!

Diabetes als Chance

Ich habe einen Traum. Den Traum, dass möglichst viele Diabetiker ihren Zucker mit meiner Methode medikamentenfrei besiegen können. Ein vermessener Traum? Ich glaube nicht. Kraft und Zuversicht dazu schöpfe ich aus dem Schreiben, mit dem mir Professor Dr. Werner Scherbaum zur Verleihung des Medienpreises der Deutschen Diabetes-Stiftung gratulierte: „Am meisten bewundere ich in dem Buch den Slogan 'Diabetes als Chance', mit dem in genialer Weise die Situation des sich selbst bemitleidenden, sich in das Schicksal fügenden Patienten umgekehrt wird", so der damalige Direktor des Deutschen Diabetes-Forschungsinstituts.

Diabetes als Chance für Aktive, die keine passiven Patienten mehr sein wollen: Zu Beginn des folgenden Kapitels analysiere ich, für wie viele Menschen Messen! Essen! Laufen! eine realistische Chance ist. Um es vorwegzunehmen, es sind über drei Millionen. Und es sind über drei Milliarden, die sich durch meinen eigenverantwortlichen Weg einsparen lassen. Und das Wichtigste: Es ist unendlich viel menschliches Leid, das sich vermeiden lässt.

Die Chance ist da! Wie sie sich in den bestehenden Strukturen der Kassen, der Ärzte, der Pharmafirmen, der Apotheken, des Staates realistisch nutzen lässt, steht auf den nächsten Seiten. Auch hier das

Ergebnis vorweg. Es geht mir zu langsam. Deshalb schlage ich die Gründung einer Präventiv-Stiftung vor, die mit praktischen Projekten deutliche Zeichen für ein neues Diabetes-Bewusstsein setzt.

Das ist ein erster Ansatz für etwas, was sich ausbauen lässt. Ausbauen zu einem umfassenden Gebäude, nämlich der ersten ganzheitlichen Prävention des Lifestyle-Diabetes. Klappte dies, ginge mein Traum in Erfüllung.

Was ist denn am Lauber so neu? Dass es geht!

„Das, was der Lauber macht, ist doch ein alter Hut", sagen viele Ärzte, „das erzählen wir unseren Patienten schon lange". Stimmt schon, nur wie erzählen es die Ärzte: „Wenn Sie ein bisschen laufen, ist das gut für den Zucker", heißt es da, und „passen Sie halt beim Essen ein bisschen auf, nicht so viel Fett". Da geht's dem Diabetiker schon viel besser. „Und mit dem Zucker?", fragt er noch pflichtschuldigst. „Zucker kommt nicht von Zucker", kriegt er dann oft zu hören, „ein Stückchen Kuchen können Sie ruhig ab und zu essen". Und: „Soll ich ab und zu messen?" Auch da eine beruhigende Antwort: „Brauchen Sie nicht, kommen Sie im nächsten Quartal wieder vorbei". Wer dann noch fragend schaut, bekommt die finale Gewissheit: „Wenn's nicht klappt, verschreibe ich Ihnen was."

Schluss mit „Bisschen und Stückchen"

Fiktive Dialoge, gewiss. Aber keine erfundenen. Dutzendemale haben mir meine Leser von solchen Arzt-Patienten-Gesprächen erzählt, und ich selbst erinnere mich an die Kuchenempfehlungen meines Arztes. Nur was bewirken solche Aussagen? „Es ist alles gar nicht so schlimm. Ich hab ein bisschen Zucker, na und. Wenn's warm wird, laufe ich auch mal. Und so viel Fett ist es ja auch wieder nicht, mein Vater hat auch immer seine Wurststulle gegessen und ist dabei fast 80 geworden, gut das bisschen Alterszucker, das er hatte, ist ja normal. Hauptsache, ich kann weiter mein geliebtes Schweineschnitzel mit Pommes essen".

Die Lauber-Methode: Messen! Essen! Laufen!

Zehn knappe Punkte, die zeigen, was meinen Weg ausmacht. Nämlich fit zu werden, „Fit wie ein Diabetiker":

1. **Chance** Sehen Sie Typ-2-Diabetes nicht als Krankheit, sondern als Chance.

2. **Triade** Mit Messen, Essen, Laufen besiegen Sie ohne Medikamente den „Zucker" in einem Jahr.

3. **Messen** Das tägliche Blutzuckermessen ist Statusreport und Handlungsanleitung.

4. **2 zu 1** Zwei Drittel des Typ-2-Diabetes bekämpfen Sie durch richtiges Essen, ein Drittel durch Laufen.

5. **Essen** Eine diabetesangepasste regionale Saisonküche, die Sie sequentiell genießen, wird Ihre Essensmaxime. Süßigkeiten, Cola und Fastfood sind gestrichen.

6. **Laufen** Pro Woche laufen Sie insgesamt mindestens drei Stunden.

7. **Selbst** Der Körper hört auf Ihre Essens- und Laufsignale und reguliert sich selbst.

8. **Nebenwirkungen** Nicht nur der „Zucker" wird zurückgedrängt, auch Cholesterin und Gewicht werden optimal, mentale Stärke stellt sich ein.

9. **Grenzen** Die Wirksamkeit der Methode nimmt mit steigendem Alter ab, wobei die Grenze für einen rein medikamentenfreien Weg bei ungefähr 65 liegen dürfte, was individuell natürlich stark variieren kann.

10. **Ergebnis** Ihr eigenverantwortliches Handeln macht Sie dauerhaft fitter als „Normale": Fit wie ein Diabetiker.

Achtung: Das ist die komprimierte Essenz. Wirken kann die Methode nur, wenn alle Faktoren zusammenspielen und wenn Sie die im Buch beschriebenen Erläuterungen beachten.

Aktienten statt Patienten

„Ich kann weitermachen wie bisher", das ist oft die traurige Konsequenz solcher Sprechstunden, „ich muss mich nicht ändern". Polemisch? Nein, ein wichtiger Grund, warum wir auf zehn Millionen Typ-2-Diabetiker zugehen. Genau da setzt die Lauber-Methode an: Sie sagt, nichts bleibt, wie es war! Der Diabetes 2 ist ein definitives Signal zur Umkehr, ist eine Chance zum Neubeginn.

„Ich fange ein neues Leben an!", das ist die tiefe Botschaft der Lauber-Methode. Ich schaffe es, ohne Medikamente meinen Diabetes zu besiegen. Nur wer sich diesen Ruck im Kopf gibt, hat eine Chance zu siegen. Nur wer bereit ist, sich der täglichen Wahrheit der Mess-ergebnisse zu stellen, kann handeln. Nur wer bereit ist, auf das Idealgewicht hinzuarbeiten, gibt dem Körper ein nachhaltiges Signal. Nur wer bereit ist, die Bewegung als integralen Teil seines Lebens zu sehen, kann auf Dauer Erfolg haben.

Also noch einmal die drei wichtigsten Dinge, die meinen Weg von dem unterscheiden, was schon da ist: Ich fasse alles über Messen, Essen, Laufen in ein geschlossenes System und lasse nicht die Rückzugsmöglichkeit Medikament; ich sage, ohne das regelmäßige Messen geht´s nicht, weil mir sonst die messbare Belohnung der Motivation fehlt; ich schließe die dickmachende Zucker-Insulin-Schaukel aus, weil ich die schnellen Zucker weglasse.

Wann ist ein Mann ein alter Mann?

Gibt es eine Altersgrenze für die Lauber-Methode? Prinzipiell nicht, sagen die Wissenschaftler, es gibt 75-Jährige, die voller Elan sind. Das stimmt, ich habe bei meinen Marathonläufen voll fitte 75-Jährige gesehen. Aber als jemand, der mit seinem Bruder zusammen seine Mutter gepflegt hat, seinen Vater pflegt, weiß ich, dass es halt irgendwann nicht mehr geht mit dem medikamentenfreien Weg, dass es zynisch wäre, Greise zum Joggen zu treiben. Sei's drum, drunter gibt's genug zu tun. Und irgendwo wollen wir ja dem Alterszucker noch ein Rückzugsgebiet lassen. Aber es bleibt dabei: Der Alterszucker ist das Privileg der Alten. So, und nun kann jede Frau, jeder Mann selbst bestimmen, wann sie/er alt ist.

Aktienten statt Patienten

„Bei Ihnen geht´s, aber was ist mit Köln-Ehrenfeld?"

„Gut", sagen jetzt viele, „Sie haben die Disziplin, aber was ist mit dem dicken Diabetiker im Arbeiterviertel Köln-Ehrenfeld? Der hat doch keine Chance". Wer so argumentiert, hat schon verloren, hat schon mal einen potentiellen Aktienten zum passiven Patienten gestempelt, hat ihm schon eine Rückzugsmöglichkeit eröffnet. Die Leute sind viel aufgeschlossener, als viele Ärzte, als viele Krankenkassen denken. Das zeigen mir die Dutzenden von Zuschriften, die ich erhalten habe, das zeigen mir die Hunderte von Gesprächen, die ich mit Betroffenen in den letzten Jahren bei meinen Vorträgen hatte. Aus den vielen Schreiben möchte ich einige hier stellvertretend zitieren. Zu Beginn eines sehr ausführlich, das die Notwendigkeit meines Ansatzes verdeutlicht.

Das Wort hat der Leser

„Vor einigen Monaten wurde bei mir (weiblich, 47 Jahre) bei einer Routineuntersuchung Diabetes 2 festgestellt. Der Arzt verordnete mir sofort 12 Einheiten Langzeitinsulin. Naja, ich spritzte also jeden Abend die vorgeschriebenen Einheiten. Fühlte mich aber nicht gut. Bis ich durch Zufall einen Bericht über Ihr Buch las. Ich besorgte es mir, las es und stellte mein Leben um. Ernährung, Sport und so weiter. Heute geht es mir gut. Den Arzt habe ich gewechselt, der neue unterstützt mich", so meine Leserin.

Nun folgen weitere Leserinnen und Leser, die aus unterschiedlichen sozialen Schichten stammen und meistens um die 50 sind:

- „Fit wie ein Diabetiker – heute bin ich der Meinung, dass nur dieses Konzept hilft, und zwar auf Dauer", schreibt eine Leserin aus Tunesien
- „Ich bin total begeistert. Es ist endlich mal ein Buch, das die Typ-2-Diabetiker wirklich anspricht", meint ein Leser aus Hannover
- „Ob mit oder ohne Diabetes 2: All Ihre Erfahrungen und die Konsequenzen, die Sie daraus gezogen haben, sind nachahmenswert. Nun sitze ich hier am Rechner und schreibe einem wildfremden

Aktienten statt Patienten

Menschen, der es geschafft hat, mich durch seinen Schreibstil und sein Vormachen mehrere Stunden lang an sein Buch zu fesseln", so eine Leserin. Es hat mich in der Tat erstaunt und hocherfreut, wie offen mir Erfahrungen berichtet wurden

- **„Das Beste, was ich je gelesen habe,** und ich habe eine Menge wissenschaftliche Literatur bestellt, die mich nicht weiterbrachte", sagt eine Leserin aus Österreich, und ein Diabetiker aus Luxemburg bestätigt ihre Aussage:
- „Ich habe jede Menge französische, deutsche, englische und italienische Diabetikerliteratur gelesen, und ich kann sagen, es ist das Gescheiteste, was ich je über Diabète 2 gelesen", so ein Mann, der gleich alt ist wie ich

Ist alles so positiv hier, werden Sie sagen. Darum kommt hier die einzige **bösartige Leserinnen-Stimme** natürlich auch zu Wort: „Lifestyle modifizieren, den blonden Diven in mir Bescheid geben, wer hier das Sagen hat, und dann noch checken, ob La Perla auch was Neckisches für den käuflichen blonden blauäugigen Boy hat, mit dessen Hilfe ich meine Potenz überprüfen kann. Ich wollte Ihnen nur mitteilen, auf Messen-Essen-Laufen kommt der kluge Diabetiker von selbst". Wollen wir´s mal hoffen. Als Kontrastprogramm dazu meine Lieblingsleserin aus Berlin:

- „Beim Lesen habe ich das Gefühl bekommen, dass mir jemand aus dem Herzen schreibt – Danke!!! Ich werde zur Missionarin für 'unseren' Weg. Keine Tabletten, 30 Kilo weniger auf der Waage und ein neues Lebensgefühl!!!"
- „ENDLICH mal jemand, der mit uns auf einer Welle schwimmt. Mein Mann, Jahrgang 1939, Diabetes 2, hat es geschafft, ohne Medikamente den HbA_{1c} all die Jahre zwischen 6 und 7 zu halten. Wir werden von befreundeten Ärzten belächelt, und selbst der Bruder meines Mannes, auch Arzt und Diabetiker, hat kein Verständnis für unseren Weg", so eine Frau aus Bayern
- **„Habe mit großem Vergnügen Ihr Büchlein gelesen** – war für mich etwas Besonderes, weil bei mir der Fall medizinisch sehr, sehr ähnlich liegt. Hatte dieselbe Diagnose, HbA_{1c} bei 10, denselben Zoff mit dem Arzt, hab irgendwie mit dem Laufen angefangen (wie Forest Gump), dann zu fragen, zu zweifeln, zu messen (oft

Serien), zu lesen, anders zu essen – heute vier Jahre später (bin jetzt 49) 20 Kilo leichter, Blutwerte alle wieder o.k., HbA_{1c} bei 5,5. Bin also kein Einzelfall, kein Wunder (für meinen Arzt bin ich fast eins)", so jemand aus Süddeutschland

– „Nach Langzeitzuckerwert von 11!!!! vor einem halben Jahr bin ich dank Ihrer Methode bei 7,7 angelangt und fühle mich 'Fit wie ein Diabetiker'", freut sich ein Kölner.

Danke, liebe Schreiber!

Noch immer erstaunt es mich, erfüllt es mich mit tiefer Freude, wie viele Leserinnen und Leser mir schreiben. Mir mitteilen, dass ich ihnen geholfen habe. Dieser Zuspruch ist letztendlich die wichtigste Motivation für mich, meine Methode weiterzuentwickeln.

Um aber nicht in eine zu starke eigene Lobhudelei abzugleiten, zitiere ich aus den vergangenen zwei Jahren nur aus einem Schreiben eines 84-jährigen Lesers aus Brandenburg:

„Danke für alles. Danke für die bessere Zukunft".

Das Wort hatten einige meiner Leser. Nun sind aber selbst die einigen hundert Fälle, die es mit meiner Methode geschafft haben, letztlich im wissenschaftlichen Sinne immer noch Kasuistik, also „nett zu wissen, aber nicht relevant". Also zitieren wir die reine Wissenschaft in Form der beiden wichtigsten Studien der letzten Jahre über den Zusammenhang zwischen Diabetes und Lifestyle-Änderung: In zwei Studien, eine aus Finnland, geleitet von Professor Jaakko Tuomilehto, und eine aus den USA, dem Diabetes Prevention Program, wurden Leute mit einem beginnenden Diabetes 2 zu einer Lifestyle-änderung motiviert, also zum Anders-Essen, zum Laufen – mit einem verblüffenden Ergebnis: In beiden Gruppen konnte die Diabeteshäufigkeit nach vier Jahren um 58 Prozent reduziert werden. Und bei denen, die richtig abgenommen hatten, ist bei kaum einem der Zucker richtig ausgebrochen, manifest geworden.

Meßbare Motivation Über 50 Prozent der Betroffenen können´s also bereits heute medikamentenfrei schaffen – ein gewaltiges

Aktienten statt Patienten

Potential. Wie groß würde dieses Potential erst, wenn die noch motivierendere, die noch intensiver wirkende Lauber-Methode darüber gelegt würde. „Fit wie ein Diabetiker ist ein mit äußerster Brillanz geschriebenes Motivationsbuch, das Vorbildcharakter hat", formuliert Professor Dr. med. Dieter Grüneklee, ehemaliger Vorsitzender der Deutschen Diabetes-Stiftung. „Es muss Pflichtlektüre für alle Diabetiker werden", fordert Ulla Gastes, seine Stellvertreterin. Warum das so ist, beschreibt Dr. med. Dominik Peus, Herausgeber der deutschen Ausgabe des Mayo Clinic Handbuchs: „Die in dem Buch beschriebene Methode überzeugt. Sie ist die Bündelung der vorhandenen Verfahren in ein geschlossenes System, das über die Fokussierung auf das Messen die Motivation messbar macht".

Wieviel Prozent der Betroffenen lassen sich motivieren? Hierzu zwei Wissenschaftler, die auch erfahrene Ärzte sind: „Ich glaube, dass 80 Prozent der Typ-2-Diabetiker ihre Krankheit mit der Lauber-Methode medikamentenfrei in den Griff bekommen können. Es ist nicht einzusehen, dass nach der Diagnose Typ 2 die Betroffenen sofort Tabletten oder gar Insulin erhalten, erst sollte eine mindestens zwölfwöchige Umstellung des Lebensstils erfolgen", fordert Professor Dr. med. Stephan Martin, Ärztlicher Direktor, Sana-Klinik, Düsseldorf. Und Professor Dr. med. Thomas Haak, Chefarzt Diabetes-Klinik Bad Mergentheim und Präsident der Deutschen Diabetes-Gesellschaft, ergänzt: „Auch ich glaube, dass es 80 Prozent mit der von Lauber beschriebenen Methode schaffen können, solange keine Bewegungseinschränkung vorliegt".

80 Prozent der Diabetiker haben also die Chance auf den eigenverantwortlichen Königsweg. Nur, wie viele sind das? Darauf die Antwort im nächsten Kapitel.

Horrorszenario: Bald 32 Millionen Diabetiker?

Genetisch bedingt ist die Anlage zum Diabetes 2 also erblich festgelegt. Leider gibt es derzeit noch keine Gen-Tests, um diese Disposition zweifelsfrei nachzuweisen. Sagen mir jedenfalls alle Experten, die ich mit dieser Frage gelöchert habe. Der wichtigste Hinweis, ob eine kleine Zuckerbombe im Körper tickt, ist ein Blick ins Familienstammbuch. Tritt der Diabetes in der Verwandtschaft auf, ist das Risiko relativ groß, betroffen zu werden. Ein solcher Blick lohnt sich für viele: „Rund 40 Prozent aller Deutschen haben die Anlage zum Typ-2-Diabetes", sagt mir Professor Dr. med. Helmut Laube, von der Universität Gießen. Die Disposition ist das eine, der tatsächliche Diabetes-Ausbruch das andere. Im Gegensatz zum Typ-1-Diabetes (den über 500 000 Deutsche haben), wo eine bis heute nicht erklärbare Autoimmunreaktion die insulinproduzierenden Zellen zerstört, bricht Diabetes 2 fast ausschließlich bei einem falschen Lebenswandel auf.

Bei fast 32 Millionen Deutschen tickt also die Zuckerbombe. Bei wie vielen explodiert sie? Obwohl es sich um die „Volkskrankheit Nummer eins", um eine „Epidemie", so die Presse, handelt, existieren keine exakten Zahlen: „Für Forschung auf diesem Feld sind kaum Gelder vorhanden", klagt Professor Dr. med. Hans Hauner. Aber immerhin hat der Münchner Wissenschaftler im Diabetes-Journal die erste umfassende Hochrechnung, basierend auf AOK-Daten, vorgelegt. Danach sind derzeit sieben Prozent der Bevölkerung wegen Diabetes in Behandlung, was über sechs Millionen Deutschen entspricht. Dazu kommen aber noch einmal einige Millionen Deutsche, die von ihrem „Glück" noch nichts wissen. So schätzt die unabhängige Deutsche Diabetes-Stiftung (DDS), dass wahrscheinlich bereits bei mindestens zehn Prozent der Bevölkerung die tückischen Zuckermoleküle in den Blutbahnen kreisen, was über acht Millionen Frauen und Männern entspräche – ein Wert, der nach Ansicht der DDS schon bald die Zehn-Millionen-Marke streifen dürfte.

Greise Teenager Dramatisch ist, dass immer mehr Jüngere den früher so neckisch „Alterszucker" genannten Diabetes 2 bekommen, auch schon Kinder. So war vor einiger Zeit im weltweit führenden Nachrichtenmagazin TIME ein elfjähriges Mädchen mit „Alterszucker" prominent auf dem Titel abgebildet. Ein amerikanischer Einzelfall? Nein, auch in Deutschland zählen die Kinder von Mars und Coca Cola zu dieser Risikogruppe. Nach einer Studie der Rehafachklinik Murnau haben rund sieben Prozent der übergewichtigen Kinder eine Störung des Zuckerstoffwechsels. Was schlecht anfängt, geht häufig schlecht weiter: Von den 40- bis 60-Jährigen haben laut Professor

Hauner zehn Prozent Diabetes 2, einschließlich der Vorstufen, wobei es gerade in dieser Altersklasse viele noch gar nicht wissen. Nun habe ich beim Statistischen Bundesamt in Wiesbaden den freundlichen Walter Becker gefragt, wie viele „Menschen in Deutschland" es in dieser Altersgruppe gibt. Er hat mir das ganz genau erklärt: „Das sind 22,5 Millionen, die zwischen 40 und 59 Jahre alt sind". Davon zehn Prozent, ergibt rund 2,2 Millionen Menschen, die in der Gefahr stehen, blind zu werden, Nierenschäden zu bekommen.

So, nun habe ich weiter gefragt, wie viele in Deutschland Lebende zwischen 60 und 64 (einschließlich des ganzen Jahres 64, die machen das ganz genau) sind: Das sind 5,7 Millionen. Nach der Augsburger KORA-Studie liegt in dieser Gruppe das Risiko des Diabetes bereits bei einem Drittel, also addiere ich 1,9 Millionen dazu. Dann komme ich auf weit über vier Millionen hier Lebende, die unter 65 sind und den Lifestyle-Diabetes haben.

3,2 Millionen für die Lauber-Methode Nun geht's weiter (ich weiß, ist umständlich, aber diese Rechnung ist so noch nie gemacht worden): Von diesen über vier Millionen kommen 80 Prozent für meine Methode in Frage, wie es die Professoren Haak und Martin schätzen. Entscheidend ist, was hinten rauskommt, sagte mal ein Kanzler. Das kommt raus: Rund 3,2 Millionen können mit Messen, Essen, Laufen ihren Zucker medikamentenfrei bekämpfen. Jetzt hat der gelernte Volkswirt Lauber aber gerechnet. Dabei hätte er es viel einfacher haben können. Schon vor zwei Jahren schrieb Dr. Dominik Peus, Herausgeber Majo-Clinic-Handbuch, dass „Millionen Deutsche, die in den nächsten Jahren betroffen sein werden, von der Lauber-Methode profitieren können".

Sparschwein Lauber: 3,2 Milliarden Was verheißt der medikamentenfreie Lauber-Weg für die Kosten des gebeutelten Gesundheitssystems: „Wir vom Deutschen Diabetes-Forschungsinstitut befürworten die Lauber-Methode zur Diabetes-Prävention, weil sie zu deutlichen Einsparungen im Gesundheitssystem führen kann", sagt Professor Dr. Werner Scherbaum, Direktor des Düsseldorfer Instituts. Und als exakter Wissenschaftler rechnet er auch gleich vor, wie hoch das Einsparpotential ist: „Schon wenn rund 10 000 Typ-2-

Diabetiker nach der Lauber-Methode leben würden, wären wahrscheinlich zehn Millionen Euro einzusparen". Macht bei 3,2 Millionen Betroffenen 3,2 Millarden Euro – und das ist sicher eine konservative Schätzung. Nähme ich die Hauner-Zahlen, die von über 2000 Euro Zusatzkosten je Diabetiker ausgehen, käme ich noch auf weit höhere Summen.

Aber darum geht es nicht. Es geht darum, zu zeigen, dass es bei Messen, Essen, Laufen nicht um ein paar Peanuts geht, sondern um einen Königsweg der Diabetes-Prävention. Um einen eigenverantwortlichen Weg, der einen signifikanten Beitrag leisten kann zur Senkung der gewaltigen Kosten für Diabetes, die nach Berechnungen von Professor Hauner bald schon 25 Prozent des Gesundheitsetats verschlingen. Rund 300 000 Diabetiker kommen jedes Jahr neu dazu – mein Weg, den Diabetes als Chance zu sehen, kann helfen, diese Zahl drastisch zu verringern.

Ein gewaltiger Schatz, der da gehoben werden kann. Was muss sich bei den Krankenkassen, den Ärzten, der Pharmaindustrie, dem Staat ändern, damit ein Weg wie meiner und andere, ähnliche Alternativen eine Chance erhalten? Antworten dazu auf den folgenden Seiten.

Kassen: Mit sich selbst beschäftigt

„Die Krankenkassen müssen Ihre natürlichen Verbündeten sein", sagen mir immer wieder die Leser. „Motivierende Erfolgsgeschichten wie Ihre sind von unschätzbarem Wert gerade auch für die Krankenkassen", schreibt ein Doktor in einer Rezension meines Buches. Die Angesprochenen reagieren eher kühl: „Natürlich kennen wir Sie", sagt mir eine leitende Managerin der Kasse aller Kassen, der AOK. Und natürlich halte ich auch ab und an Vorträge bei einzelnen Kassen. Aber das sind mehr Initiativen örtlicher Chefs, eine breite Bewegung konnte ich bei den Verwaltern der riesigen Kassenbeiträge nicht auslösen. Nicht einmal meine eigene Kasse, die DAK, hat über den kostensparenden Weg ihres Mitglieds jemals berichtet, obwohl ich sie sogar persönlich angesprochen habe. Das ist bis heute so geblieben.

Aktienten statt Patienten

Da ich ein optimistischer Mensch bin, glaube ich aber nicht, dass es mit meiner Person zu tun hat, sondern dass die Kassen an einem strukturellen Problem kranken, das ich in vier Punkten zusammenfassen möchte: Furcht vor Eigenverantwortung, Furcht vor Teststreifenkosten, Vertrauen auf frühes Insulin als Lösung, Vertrauen auf Disease-Management-Programme. So, aber nun der Reihe nach.

Eigenverantwortung muss Kassenleistung werden Die Krankenkassen sind ein typisches Produkt der deutschen Konsensgesellschaft. Alle kennen sich, alle rangeln sich, alle vertragen sich, die Vertreter der Kassen, der Ärzte, der Pharmaindustrie, der Politik – Patienten kommen eher weniger vor. Dass das System bei allen Reibungen doch immer wieder funktionierte, hatte einen simplen Grund: Immer, wenn tatsächlich ein Crash drohte, floss wieder frisches Geld. Das ist nun vorbei. Die Belastungsgrenzen sind erreicht, ein neues System muss her: „Die Eigeninitiative ist das Gebot der Stunde", sagt Dr. Michael Spitzbart, Arzt und Buchautor.

Meine Methode basiert auf Eigenverantwortung, und ich wundere mich immer, wie Leute kopfschüttelnd darauf reagieren: „Warum machst Du alles selbst, warum zahlst Du alles selbst, Du bist doch in der Kasse?", werde ich oft gefragt. Gefragt von Leuten, die wegen jedem Wehwehchen von einem Arzt zum nächsten rennen, von einem Röntgenschirm in den nächsten Tomographen springen – meist klaglos bezahlt von den Kassen, mit einer fast schon ausbeuterischen Mentalität in Anspruch genommen. Vollkasko-Mentalität von oben und von unten.

„Skandalös finde ich genau wie Sie, dass das hiesige Gesundheitssystem dem Patienten nur die bequemen Wege aufzeigt. Hauptsache, es kost ihn nix. Es wird viel zu wenig an die Eigenverantwortung appelliert", schreibt mir ein Leser, der sicher noch die Ausnahme ist. Aber darin liegt die Chance für die Kassen, solche Ansätze zu unterstützen und konsequent auszubauen. Ich plädiere für ein Beitragssystem, das die Eigenverantwortung zur Grundlage hat. Wer sich um seinen Körper kümmert, wird belohnt. Wer

Aktienten statt Patienten

sich nicht bewegt, bezahlt. Und zwar richtig. Von mir aus den doppelten Beitrag im Vergleich zu dem, der selbst aktiv ist. Denn es ist nicht einzusehen, dass die Solidargemeinschaft beispielsweise für Folgen des Lifestyle-Diabetes aufkommt. Sag nicht nur ich, sondern auch Professor Martin im Vorwort.

Allerdings wird es noch ein weiter Weg sein, bis sich solche Systeme Bahn brechen, zu stark ist bei Versicherten und Versicherern das Versorgungsprinzip im Kopf verankert: „Vor Gesellschaften, in denen jeder für sein Glück selbst verantwortlich ist, haben die Deutschen Angst", schreibt die „Weltwoche" aus der neutralen Schweiz.

Teststreifen sind messbare Prävention Wie habe ich mich gefreut, als die Kundenzeitschrift „spezial Diabetes" der AOK mich und meinen Weg gleich auf zwei Seiten vorstellte. Doch wie groß war mein Erstaunen, als ich meine Methode allein auf Essen und Laufen verkürzt fand, kein Wort vom Messen. Die Erklärung lieferte mir ein hoher AOK-Funktionär: „Wir haben Angst vor den Kosten der Teststreifen". Vordergründig ist diese Angst nachvollziehbar. Schließlich kämen auf eine Kasse mit Millionen Versicherten bei einer breiten Anwendung der Blutzuckermessung schnell Kosten von vielen Millionen Euro zu. Das ist die eine Seite.

Gleichzeitig ist aber das Messen die Voraussetzung für das eigene Handeln, ist es die meßbare Grundlage für Prävention. Nur wer weiß, wo er steht, kann aktiv werden. Natürlich kostet das. Aber im Vergleich zu den Folgen des Diabetes sind das vernachlässigbare Kosten. Was sind Beträge von um die 100 Euro im Jahr für das Messen gegenüber den Kosten einer Dialyse, die schnell in die 50 000 Euro im Jahr gehen? Das wissen auch die Manager in den Kassen. Nur, die Kosten der Streifen belasten jetzt die Budgets, die Dialyse kommt erst in einigen Jahren. Eine bizarre Logik, mal ganz unabhängig vom menschlichen Leid? Ja, aber eine, die mir bestätigt wurde.

Ein Vorschlag: Diabetiker und Kasse einigen sich auf eine vernünftige Kostenteilung. Oder selbst zahlen und dafür einen Prämienrabatt rausholen.

Frühes Insulin hat oft späte Folgen Als Dr. Frederick Grant Banting 1922 in Kanada das Insulin entdeckte, war er der Heilsbringer für Millionen Menschen. Bis dahin war die Diagnose Typ-1-Diabetes der Beginn eines langen Siechtums und des sicheren Tods. Also, Insulin ist ein Segen, nicht nur für Typ-1-Leute, sondern auch für viele Diabetes 2er. Schließlich verringert sich gerade im Alter bei vielen Menschen die natürliche Insulinproduktion, und das Hormon muss gespritzt werden, damit der Alterszucker (hier zu Recht ohne Anführungszeichen) keine Schäden anrichten kann. Kein Problem, alles in Ordnung, oder wenigstens fast.

„Mich ärgert die häufig frühe, übertriebene Insulinabgabe bei Typ-2-Diabetes in Deutschland", klagt der Münchner Internist Professor Dr. Hans Hauner. „Damit tritt man in einen Teufelskreis". Hauner, der einen Lehrstuhl für Ernährungsmedizin hat, erklärt, warum das so ist: „Das Insulin ist ein Masthormon und bewirkt eine Erhöhung des Gewichts von bis zu zehn Kilo – womit die Wirkung des Hormons wieder aufgehoben wird". Viel Geld also für nichts? „In Deutschland gibt es dreimal so viel Insulinbehandlungen wie in Frankreich oder den Niederlanden, und trotzdem sind die Diabetiker gemessen am HbA_{1c} nicht besser eingestellt", so Hauner. Und warum dann das Ganze? „Die Einleitung einer Insulintherapie ist lohnender als die Erziehung zu einer Änderung des Lebensstils. Für letzteres erhält der Arzt kein Honorar".

Was Hauner und viele andere da anprangern (ein bekannter Diabetologe spricht gar von der „Insulin-Mafia"), entspricht durchaus der Lebenswirklichkeit: die Gleichung Diabetes 2 gleich Krankheit, gleich Medikament. Ein Leser aus Ostbayern schreibt mir, dass ihm ein Arzt gesagt habe, „so schlimm kann es mit Ihrem Diabetes ja nicht sein, wenn Sie kein Medikament brauchen". Warum diesem Mann mein Buch gefällt, ist einfach: „Sie machen mir Mut, dass ich auf dem richtigen Weg bin".

Um es noch einmal zu sagen: Ich will niemandem sein Insulin wegnehmen, der es braucht. Aber an erster Stelle muss die Lebensstiländerung stehen – und das für die Medikamente eingesparte Geld ist in der Prävention besser angelegt.

Nichts geändert

Die Frühinsulinierung ist immer noch ein Skandal. Aber geändert hat sich nichts. Aber wenn ich die Akteure des Medizinbetriebes darauf anspreche, werden alle plötzlich schmallippig. Es geht halt um sehr viel Geld.

DMP fördern Patienten statt Aktienten Landauf, landab trommeln die Kassen derzeit für die sogenannten Disease-Management-Programme, die eine strukturierte Behandlung des Diabetes 2 gewährleisten sollen. Auch ich habe ein solches Schreiben erhalten, obwohl ich meinen Diabetes seit Jahren im Griff habe. Auch ich musste lesen, dass ich jetzt meine Krankheit (Disease) managen kann. Mit diesem Wort fängt der Irrsinn ja schon an, da werden Menschen automatisch zu passiven Patienten gestempelt, anstatt dass ihnen der Diabetes als Chance beschrieben wird, ein aktiver Aktient zu werden.

Alles nach dem Motto: Die Verantwortung für meinen Diabetes gebe ich ans DMP, an die Kasse. Das ist der falsche Weg. Eigenverantwortung ist der richtige Weg!

Gut, das mögen ungeschickte Formulierungen sein, und die meisten Kassen haben die überhastet auf den Markt geworfenen Formulare längst wieder einkassiert und umgeschrieben. Doch darum geht es hier nicht, sondern um das Prinzipielle: Mit keinem Wort wird erwähnt, dass der Diabetes 2 auch die Chance einer eigenen Heilung birgt. „Wir haben die Grundlagen dafür geschaffen, dass möglichst viele chronisch Kranke von den positiven Wirkungen der Programme profitieren können", schrieb mir Marion Caspers-Merk, damals Bundestagsabgeordnete in meiner badischen Heimat, die ich über mein Buch informiert habe. Das ist es: automatisch „chronisch krank", und das bei Diabetes 2, der Fitness-Chance. Aber da werden in den Köpfen der Leute alle Weichen falsch gestellt.

Sicher gibt es Menschen, für die solche Programme angemessen sind, die davon profitieren. Aber die jetzige Struktur der DMP wird dem kaum gerecht. Denn unglücklicherweise sind die DMP mit dem

Aktienten statt Patienten

sogenannten Risiko-Strukturausgleich (sorry, heißt tatsächlich so) der Kassen verknüpft. Und aus diesem gemeinsamen Topf aller Kassen, der Kassen mit schwierigen Risikofällen entlasten soll, was ja im Prinzip gut ist, bekommen die mit den meisten DMP-Patienten am meisten. Was zur Folge hat, dass die Leute fast schon in diese Programme getrieben werden, wofür den Ärzten sogar Kopfprämien gezahlt werden. Doch außer Spesen wird wohl nichts gewesen sein, wie das Berliner Institut für Gesundheit und Sozialforschung in einem Gutachten feststellt: „Auch mit neuen verbesserten DMP ist nicht zu erwarten, dass die erzielbaren Einsparungen höher sind als die Aufwendungen".

Fazit Krankenkassen und Prävention Mitten in einem dramatischen Umbruch befinden sich die Kassen. Doch statt konsequent auf Prävention zu setzen, um nachhaltig Mittel freizusetzen für wirklich Bedürftige, wird mit kostspieligen Programmen experimentiert, wird bei den täglichen präventiven Messstreifen gespart, genießt die Eigenverantwortung noch keinen wirklichen Stellenwert. Daher die wenig schwierige Prognose, dass auch in nächster Zeit nur Minibeträge für die Prävention ausgegeben werden.

Krankenkassen: „Ihre Zeit kommt in zehn Jahren"

Es ist eine kranke Logik, an der Kassen kranken: Es ist die allgegenwärtige Logik des schnellen Vorteils, des eiligen Profits. Es ist nicht die langfristig notwendige Logik der Nachhaltigkeit. Hinzu kommt, dass die Kassen immer noch in einem System gefangen sind, das noch aus der Bismarck-Zeit stammt, wo es das oberste Gebot ist, sich nicht in medizinische Dinge einzumischen.

Nur aus diesem Geist heraus ist letztlich auch ein bürokratisches Monster wie die DMP erklärbar, die außer Kosten keinen erkennbaren Nutzen stiften. In diese Programme amalgiert sich alles, was den kurzsichtigen Gesundheitsbetrieb ausmacht: eine fern der praktischen ärztlichen Vernunft angesiedelte

Aktienten statt Patienten

Bürokratie plus die verhängnisvolle Logik der Ausgleichsmechanismen, Stichwort Risikostrukturausgleich. Der zwingt auch Kassen, welche die Programme ablehnen, mitzumachen: „Die 3000 Euro aus dem Ausgleich muss jede Kasse mitnehmen, sonst handelt sie unwirtschaftlich", heißt es. Was dazu führt, dass die Kassen „die Ärzte teilweise über Kopfprämien anhalten, möglichst viele Menschen zu Diabetikern zu machen und in die Programme zu bringen, was den Grundgedanken der Prävention desavouiert", wird mir erklärt.

Viele dieser Mechanismen führen dazu, dass „aus der Logik des Systems heraus die Kasse kein Geld mehr bekommt, wenn die Krankheit überwunden ist", stellen Verantwortliche nüchtern fest. Was im Klartext heißt, die Kassen können in vielen Fällen kein Interesse an Gesunden haben. Und was für mich erklärt, warum die Kassen meinem Ansatz reserviert gegenüberstehen (müssen).

Immerhin machen mir die Kassenvertreter Hoffnung, dass mein Weg in Zukunft von Erfolg gekrönt sein wird: „Wir werden in zehn Jahren dahin kommen, dass Tarife angeboten werden, die Lifestyle-Interventionen vorsehen". Mein Wunsch (und meine Hoffnung): Der neue Geist kommt sehr viel schneller.

Die Ärzte müssen Präventionsberater werden

Wer derzeit als Arzt arbeitet, braucht viel Enthusiasmus. Von allen Seiten prasselt´s auf ihn ein: Für die Krankenkassen muss er Praxisgebühren eintreiben, wovon er nichts hat, außer Ärger. Dann muss er am grünen Tisch festgelegte Arzneimittelbudgets einhalten – kann dann manchmal den Kranken die notwendigen Medikamente nicht mehr verschreiben – und müsste, wenn er nur Kaufmann wäre, die Praxis ab einer bestimmten Zeit schließen, weil er quasi umsonst arbeitet.

Aktienten statt Patienten

Dann kommen auch noch Leute wie ich, die sagen, wir brauchen Aktienten statt Patienten – „Kunden", die mit dem Arzt eine Präventionsstrategie gemeinsam diskutieren. Eine Idee, die bei den Praktikern auf wenig Begeisterung stößt: „Schluss mit der Heuchelei – Patienten können keine Partner sein", schreibt „Hausarzt Dr. Drews" in der Medical Tribune, eine Kolumne, die ich immer sehr gerne lese, weil sie im wörtlichsten Sinn aus der Praxis kommt. Natürlich begründet Dr. Drews seine Haltung, spricht von schlechten Erfahrungen, die er gemacht hat, als er mit dem Patienten auf Augenhöhe diskutieren wollte. Da hat er sicher recht, wer derzeit zum Arzt geht, ist meist gern passiver Patient, will sich zurücklehnen, will sich die Vorschläge des Doktors anhören, will ein Rezept mitnehmen – von eigener Initiative keine Spur. Doch die finanzielle Dimension des Lifestyle-Diabetes erzwingt ein Ausbrechen aus diesen erlernten Verhaltensmustern.

Rezeptfrei „Nur noch in Ausnahmefällen wird der Arzt der Zukunft zum Rezeptblock greifen", schreibt Professor Stephan Martin im Vorwort dieses Buches. „Vielmehr wird er immer stärker in die Rolle eines Coaches, eines Moderators schlüpfen müssen, der mit seinem ‚Kunden' präventive Strategien entwickelt. Moderieren muss der Arzt eine grundsätzliche Veränderung der Erwartungshaltung: „Nicht, was kann der Doktor für mich tun, sondern, was kann ich für meine Gesundheit tun", muss die Basisfrage sein. Und erst, wenn ich nicht mehr weiterkomme, tritt ergänzend der Arzt auf den Plan. Hierzu braucht es aber auch eine generelle Änderung der Abrechnungspraxis, damit endlich das qualifizierte, präventive Beratungsgespräch genauso honoriert wird wie die Verschreibung eines Medikamentes. Das durchzusetzen, wäre eine lohnende Aufgabe für die Ärztelobbyisten der Kassenärztlichen Vereinigungen.

Noch etwas kommt auf den Arzt zu: **eine neue Form der Offenheit.** Wie ein Blitz hatte es mich durchzuckt, als mir meine Bonner Physiotherapeutin sagte: „Als ich gesehen habe, wie Sie sitzen, wusste ich, warum´s Ihnen weh tut". Seitdem sitze ich gerade, und es tut mir nicht mehr weh. So einfach ist das. Natürlich weiß der Dicke, dass er dick ist. Das muss ihm der Arzt nicht mehr sagen. Aber er muss ihm sagen, was das für Folgen hat. Dr. Michael Spitzbart, einer der erfolgreichsten Medical Consultants in Deutschland, zeigt in seinen Vorträgen ein Video, wo drastisch gezeigt wird, wie vom Cholesterin verstopfte Arterien aussehen – grässlich, ich muss wegschauen.

„Ja", sagen mir dann die Ärzte, „die Wahrheit behindert die Compliance". Ich wusste lange gar nicht, was das ist. Es ist das Einverständnis des Patienten mit der Therapie. „Ich kann halt nicht anders, Herr Doktor," sagt der 45-jährige Dicke, „ich ess halt so gerne Pommes mit Mayo, trink gern mein Cola dazu, und zum Sport habe ich abends keine Lust mehr, schaue lieber fern. Geben Sie mir halt ein Mittel". Er kriegt´s künftig nicht mehr, jedenfalls nicht auf Kosten der Solidargemeinschaft, Compliance hin, Compliance her.

Bleiben also die Dicken draußen vor der Tür? Nein, der Arzt als Präventionsberater kooperiert mit einem modernen Fitness-Club, vereinbart einen Termin mit einem Lifestyle-Center, wo eine selbstständige Diabetes-Beraterin alles weiß über fitmachendes und genussvolles Essen, er weist vielleicht auf „Fit wie ein Diabetiker" hin. Nein, das ist jetzt keine Eigenwerbung, sondern ich möchte mich an der Stelle ganz herzlich bei allen Ärztinnen und Ärzten bedanken, die ihren Kunden mein Buch empfohlen haben (und es sind immer mehr Leser, die mir das schreiben). Und ich möchte mich bei denen bedanken, die mich zu Vorträgen und Seminaren in ihre Kliniken einladen.

„Die Lebensstil-Beratung wird nicht bezahlt", weiß Professor Hauner. Noch nicht. Künftig wird primär die Präventionsberatung bezahlt werden, und der Griff zum Rezeptblock wird für den Lifestyle-Diabetiker automatisch den Griff zum Geldbeutel nach sich ziehen. Denn der Lifestyle-Diabetiker hat keine Krankheits-, sondern eine Fitness-Chance. Und wie er die wahrnimmt, das sagt ihm sein Arzt – oder sein Apotheker, der jetzt kommt.

Aus der Apotheke wird ein Lifestyle-Center

Einen Bäcker zu finden, ist in vielen Innenstädten ein Problem. Eine Apotheke zu finden, ist nie eins. Doch Quantität schafft nicht automatisch Qualität. Bis heute ist es mir nicht gelungen, die „Diabetes-Apotheke" zu finden. Eine, in der offensiv alle Messungen angeboten werden, angefangen vom Blutzuckerschnelltest über Verlaufsmessungen bis hin zum Langzeitwert HbA_{1c}. Und dann natürlich eine qualifizierte Beratung, was die Werte aussagen, wie sie sich, was wohl die Regel ist, nach unten korrigieren lassen. Dazu bräuchte es eine Diabetes-Beraterin, eine Diätberaterin.

„Huch", sagen mir Apothekerinnen und Apotheker, die ich nach solchen Dingen frage, schauen sich um und flüstern dann „die Ärzte sehen sowas nicht gern". Ja, liebe Absolventen des Studiums der Pharmazie, das kann schon sein. Aber wenn jetzt demnächst der von Branchenexperten erwartete Strukturwandel auch die Apotheken erreicht und ein rundes Drittel vom Markt fegen wird, werden nur die überleben, die ihren Kunden einen echten Mehrwert bieten können.

Es schreit doch förmlich die Volkskrankheit Diabetes nach präventiven Lifestyle-Centern, wo Apotheker, Ernährungsspezialisten, Fitness-Trainer und warum nicht auch ein Arzt (entweder indem er direkt mitarbeitet oder als kooperierender Doktor die Eingangsuntersuchungen leitet) individualisierte Strategien für 2er-Diabetiker entwickeln – natürlich auf der Basis von Messen, Essen, Laufen.

So etwas aufzubauen, kostet natürlich Geld. Aber da sehe ich auch eine interessante **Chance für die Pharmaindustrie**, in solche Center zu investieren. Denn auch für die Pharmas geht die Zeit zu Ende, wo es reicht, die Stoffwechselstörung als Krankheit zu identifizieren, für die es ein Medikament gibt. Das Medikament gibt es, aber in der Regel heißt das, täglich Zucker messen, frischen Fisch essen und eine halbe Stunde joggen – und im Lifestyle-Center werden die Laktatwerte gemessen, werden die Ergebnisse der Pulsuhr ausgewertet.

Inzwischen gibt es auch von der Pharmaindustrie spannende präventive Ansätze. Besonders faszinierend fand ich das System „Mellibase", das Hestia Health Care entwickelt hat. Dieses Softwareprogramm ist mit allen wichtigen klinischen Studien, die es zum Diabetes gibt, gefüttert. Und es zeigt, wie sich Änderungen des Lebensstils auf wichtige Diabetes-Werte auswirken. So lässt sich etwa sagen, wie sich in einem bestimmten Alter die Senkung des Langzeitzuckers auf die Lebenserwartung auswirkt. Oder es stellt sich heraus, dass es geschickter ist, den Blutdruck zu senken. Solche modernen Systeme sind es doch, die mir erst wirklich die Wahlfreiheit eröffnen. Das präventive System ist vom Markt genommen worden. Warum wohl? Messen, auswerten, handeln – ein Dreiklang, der mir gefällt.

Staat: Vom Glück, Diabetiker zu haben

So, jetzt drehe ich den Spieß mal um. Mache aus dem Katastrophenszenario der steigenden Diabetikerzahlen das Handlungsszenario Diabetes-Prävention. Ein Taschenspielertrick? Ein legitimer, einer, den jeder Motivationstrainer verwendet. Auch der beste Motivationstrainer kann ein Problem nicht wegreden, aber er kann darin den Kern einer Chance entdecken. In meinen Vorträgen spreche ich „vom Glück, ein Diabetiker zu sein", und meine damit, dass mir der Körper ein Signal zum Aufbruch gibt, zur Wende ins neue ganzheitliche Leben.

Auf den Staat übertragen, und der ist ja schließlich auch ein lebendes System aus uns Menschen, heißt das: Je größer die Zahl der Diabetiker, desto intensiver das Signal, dass mit dem Volkskörper (ich weiß, ein belastetes Wort; aber irgendwann müssen wir uns davon befreien) etwas nicht stimmt. Wenn demnächst zehn Prozent der Bevölkerung Lifestyle-Diabetiker sind, dann stimmt etwas Fundamentales mit unserer Lebensweise nicht mehr.

Damit ist das Signal zum Aufbruch gegeben! Aufbruch heißt Aufbruch. Heißt nicht Herumdoktern an Symptomen, kleinere Korrekturen am System, sondern radikaler Neuanfang. Und zwar auf dem Feld der Ernährung und auf dem Feld der Bewegung. Richtiges Essen, permanente Bewegung müssen zentrale politische Handlungsfelder werden. Das Signal zum Aufbruch geben die vielen Einzelnen in ihrer Gesamtheit, als Betroffene vom Diabetes, vom Wohlstandssyndrom (dazu gehören dann noch das Übergewicht, der Bluthochdruck und weitere der üblichen Verdächtigen). Den Startschuss selbst, den muss der Staat geben, denn nur ihm obliegt die Macht, solche Änderungen auch durchzusetzen.

Aktienten statt Patienten

Wie soll das geschehen, werden jetzt viele vom deutschen Reform-Klein-Klein Frustrierte fragen? Ich antworte mit einer Geschichte: Noch zu ProSieben-Zeiten habe ich einmal in einem Frankfurter Hochhaus einen jovialen Mann kennengelernt, der sich mir vorstellte mit „I´m Mike, where did you get this interesting tie from?" Der Mann, der sich so angelegentlich nach meiner Krawatte erkundigte (sie war von einem New Yorker Designer), war Michael Bloomberg. Damals Chef des erfolgreichsten Börsendienstes der Welt. Und weil er keine Lust hatte, das Leben mit dem Zählen seiner Milliarden zu verbringen, machte er, was in Amerika üblich ist, er ging in die Politik, wurde Bürgermeister von New York (hoffentlich macht Mercedes-Chef Schrempp, der ein paar Milliarden Euro Aktionärsgeld versenkte, das nicht nach und wird Bürgermeister von Böblingen).

Jovial und leutselig, aber knallhart. So war Bloomberg als Unternehmer. Und genauso ist er als Politiker. Ausgerechnet in der „City, that never sleeps" erließ er etwas, was niemand für möglich gehalten hatte: ein totales Rauchverbot in der Öffentlichkeit. In New York raucht niemand mehr im Büro, im Kino, im Restaurant. Dem „Spiegel", der sich sonst immer so aufgeregt um die Gesundheit kümmert (und der auch mal eine Zigarettenanzeige druckt), war diese vernünftige Maßnahme eine fünfseitige Geschichte wert, in der weinerlich über das Ende des „Mythos New York" sinniert wurde. Aber wichtiger als das war die Schlussfolgerung des Artikels: „New York gehorcht".

Das wäre es, was wir brauchen: ein **„Bloomberg for Germany"**, einer der mal aufräumt mit all den Frittenbuden, mit den Fast-Food-Ketten, mit den Süßigkeitsregalen für die quengelnden Kinder direkt an der Supermarktkasse. Aber da so einer weit und breit nicht in Sicht ist, machen wir selbst etwas und schlagen die Gründung einer präventiven Diabetes-Stiftung vor.

Bravo Mike!

Ja, ausgerechnet der Milliardär hat es geschafft, das Rauchverbot für New York durchzudrücken – und er ist damit Vorkämpfer für einen weltweiten Feldzug geworden. Dass inzwischen selbst Länder wie Italien, Irland öffentlich rauchfrei sind, wäre ohne Michael Bloomberg nicht möglich gewesen. Aber der Umtriebige belässt es nicht nur beim Rauchen. Er sorgt auch dafür, dass New York „grün" wird, dass Bäume gepflanzt werden, dass der öffentliche Verkehr ausgebaut wird. Wer weiß, vielleicht bewirkt er noch ganz unauffällig eine ökologische Revolution für Amerika – und anschließend für die Welt.

Die Revolution füttert fitte Kinder

„Diabetes 2 ist eine Chance", schreibe ich in „Fit wie ein Diabetiker". Eine Chance für den Einzelnen für ein Leben in ganzheitlicher Gesundheit. Und ich schreibe einige Seiten zuvor: „Ich habe einen Traum". Einen Traum, möglichst viele, der potentiell erreichbaren 3,2 Millionen Frauen und Männer für meinen medikamentenfreien Weg zu gewinnen. Welche Chance besteht, diesen Traum Wirklichkeit werden zu lassen?

Eine große. Und der Schlüssel liegt im wichtigsten Satz des Vorworts von Professor Martin: „Der Lifestyle-Diabetes ist weniger ein medizinisches, sondern eher ein gesellschaftliches Problem, das in erster Linie eine Änderung des Lebensstils erfordert". Wie lässt sich eine solche Änderung bewirken, die allein nach der Lauber-Methode über drei Millionen Menschen ein Leben frei von allen Diabetes-Sorgen bescheren würde? Durch eine Ernährungs-Revolution und durch eine Bewegungs-Revolution! Wir brauchen das Signal zum Aufbruch. Und wir brauchen es jetzt. Wenn die Zahlen aus Amerika stimmen, ist dort jedes dritte neugeborene Kind von Diabetes bedroht. Und das aus zwei ganz simplen Gründen: weil die Kids zuviel vor allen möglichen Computer- oder Fernsehbildschirmen, vor Handys sitzen und zu wenig auf dem Sportplatz sind. Und weil sie zuviel Fettes und Süßes essen.

Genau da möchte ich ansetzen. Natürlich könnte ich warten, bis die Kassen umdenken, bis die Ärzte mehrheitlich Präventionsberater werden, bis Pharmafirmen und Apotheken Lifestyle-Begleiter sind,

Aktienten statt Patienten

bis das Gesundheitsministerium in Präventionsministerium umbenannt ist. Doch das geht mir alles zu langsam. Schreckensszenarien sind Aufbruchszenarien. Wir brauchen ein Symbol, einen Nukleus, der für alle ein positives Zeichen setzt, wir brauchen die

„Präventiv-Stiftung Lifestyle-Diabetes"

Klingt ja nicht so prickelnd, werden Sie sagen. Gut, richtig. Nur, eine Stiftung muss schon was Gravitätisches haben, sonst nimmt sie keiner ernst. Aber keine Angst, ich werde Sie jetzt nicht mit Satzungen langweilen, sondern mit dem, was eine solche Stiftung ganz schnell bewirken könnte.

Jetzt geht´s los: Zehn mal 100 gegen Diabetes 2

Gleich zu Beginn ein Tausend-Punkte-Programm, um dem Diabetes 2 so richtig die Zähne zu zeigen; und zwar mit dem Schwerpunkt Kinder, damit uns das drohende Diabetes-Schicksal der US-Kids nicht auch ereilt.

100 Spielplätze Spielen, klettern, Fußball spielen, fangen, Lärm machen – sich richtig austoben, das muss wieder die Maxime der Kinder von morgen werden. Dafür braucht es Spielplätze und es braucht Personen, die darauf achten, dass die Spielplätze nicht Drogenplätze werden. Und es braucht neue Lärmschutzgesetze, die nicht das Recht der Greise auf Ruhe, sondern das Recht der Kinder auf Spielen in den Vordergrund stellen.

100 Fahrradwege Unsere Straßen sind Buckelpisten, sicher. Aber unsere Fahrradwege sind oft Todesstreifen, und das ist unsicher. Und häufig fehlen die Radlerrouten und werden auch als erstes gestrichen. Aber wir müssen die Kinder, sobald sie sicher im Straßenverkehr sind, aufs Fahrrad setzen. Die autofahrenden Mütter, die Schulbusse müssen die Ausnahme werden, das Fahrrad muss die Norm werden. Und dafür werden gleich noch 100 Fahrradparkplätze gebaut, besonders an den Bahnhöfen.

Aktienten statt Patienten

100 Kinderköche Fast Food macht fertig. Und zwar schnell (außer Sushi). Das weiß zwar jeder Ernährungsberater. Trotzdem wird zugelassen, dass die Kids mit Junk groß werden – und diese schlechten Gewohnheiten nie mehr ablegen. Also werden 100 Köche, die ein Talent als Schauspieler haben, speziell ausgebildet, dass sie in die Kindergärten, in die Schulen gehen, um den Kids mal eine richtig tolle Gemüsepizza zu kochen und die Spaghetti mit echtem Tomatenmark zubereiten – und neben die Flasche mit Industrieketchup den darin enthaltenen Zucker als Stückchen danebenlegen.

100 Schulküchen Kochen muss für Jungen und Mädchen Pflichtfach in der Schule werden. Wenn´s die Kinder schon zu Hause nicht lernen (weil´s die Eltern auch nicht können), dann eben im Unterricht. Und das ist kein Gaudifach, sondern eins, für das es Noten gibt, wie für Rechnen und Schreiben. Und damit das Ganze nicht so theoretisch daherkommt, werden in allen Schulen richtige Küchen eingerichtet. Eine weitere Möglichkeit: Die älteren Schüler betreiben ein richtiges Restaurant, um den Snickers dieser Welt vom Schulkiosk (die herkömmlichen gehören geschlossen) den Garaus zu machen.

100 Sportlehrer Sport muss endlich als Fach ernst genommen werden. Er darf genausowenig ausfallen wie andere Kernfächer. Aber gefragt sind natürlich Sportlehrer, die ihr Handwerk als Animateure in den Clubs gelernt haben. Viele haben im Winter nichts zu tun und wären ideal einzusetzen. Wichtig ist es, den Spaß an der Bewegung zu wecken. Und zweimal im Jahr gibt´s die große Schulwanderung (nicht Ausflug), bei dem mindestens zehn Kilometer auf dem Programm stehen, was ja auch für die rauchenden Lehrer mal eine echte Herausforderung ist.

100 Stunden Fit-TV Eine klassische Marketingregel heißt, die Zielgruppe da abzuholen, wo sie ist. Also vor der Glotze, etwa bei „Gute Zeiten, schlechte Zeiten". Und via Product Placement gelangen plötzlich gesunde Dinge auf die Soap-Teller, in die Soap-Kneipen, bekommt Sport plötzlich ein positives Image. Daneben gibt´s richtig coole Fitness-, Lifestyle-Sendungen auf populären Sendern wie Viva mit deren Moderatoren.

100 Ernährungsmediziner Dass die wenigsten Mediziner etwas von Lebens-Mitteln verstehen, ist bekannt – und gerade für die Diabetes-2-Prävention ein riesiges Problem. Die Doktoren haben eine gute Ausrede – das Fach wird kaum angeboten. Das muss sich ändern. Ernährungskunde muss Pflichtfach bei den Prüfungen werden, und jeder angehende Arzt muss drei Gerichte frisch kochen können (einmal Fisch, einmal Geflügel, einmal vegetarisch) und ein Praktikum in einer zertifizierten Gasthaus- oder Großküche (wo's keine Fertigprodukte gibt) absolvieren.

100 Ernährungsberater Noch eine Aufgabe: 100 zertifizierte Ernährungsberater, die speziell in Betriebe, Gymnasien, Verwaltungen, aber auch zu den Betreibern von Schnell-Restaurants gehen, um für gute Produkte, für die Anwendung schonender Garmethoden zu werben. In einer zweiten Runde können diese Berater die Betriebe vielleicht auch auszeichnen, etwa mit einer, zwei und drei Birnen, je nachdem, wie viele saisonale, heimische oder ökologische Produkte verwendet werden.

100 Bauernmärkte Wer auf dem Land wohnt, hat's oft gar nicht gut. Ein Discounter, ein Supermarkt, das ist es oft. Die frischen Produkte der Umgebung, die voller Vitalstoffe gerade für die Diabetiker sind, gute ökologische Waren, sind schwer zu erhalten. Deshalb werden Bauernmärkte initiiert. Auf den Märkten sind auch die Ernährungsberater, die erläutern, wie mit den relativ preiswerten heimischen Produkten hochwertige Gerichte gekocht werden können. Und die teilnehmenden Bauern organisieren Führungen zu ihren Höfen.

100 Lifestyle-Center Lifestyle klingt chic, ist auch chic, solange es um die Szenebar in der Großstadt geht. Im normalen Leben ist unser Lebensstil leider sehr kontraproduktiv für ein Diabetes-präventives Leben. In Lifestyle-Centern, die in der Regel leistungsfähigen Apotheken assoziiert sind, wird die Messung wichtiger Parameter wie Blutzucker, Cholesterin angeboten, und geschulte Ernährungsberater, Leichtathletik- und Krafttrainer stehen zur Verfügung, um individuelle Präventionsprogramme zu erarbeiten und ihre Umsetzung zu begleiten.

Aktienten statt Patienten

Ja und, werden jetzt viele sagen, was bewirkt das schon? Was das bewirkt, das kann ich sagen: Es ist ein Anfang, ein Zeichen. Und vielleicht ist manches Projekt, wenn es exakt durchgerechnet wird, eine Nummer zu groß, dann werden´s halt ein paar Radwege weniger. Aber es geht darum, ein Beispiel zu setzen, eine Anschubfinanzierung zu leisten, keine neue Dauersubvention einzurichten. Auch Eigeninitiative muss initiiert werden, aber dann muss sie selbstständig marschieren.

Messen: Der Deutsche Diabetes-Atlas

Ein zweitausend Jahre alter Klassiker wird neu belebt: die Weihnachtsgeschichte aus dem Matthäus-Evangelium „Es begab sich aber zu der Zeit, dass alle geschätzet wurden". Geschätzt werden die Deutschen nicht, aber in einer völlig neuen Weise gemessen. Alle drei Jahre in der dritten Januar-Woche gibt es die „Diabetes-Prevention-Week".

Ein weltweit einmaliges Projekt, das die Präventiv-Stiftung koordiniert. Alle Deutschen ab sieben Jahren gehen zu einem zertifizierten Arzt, einer zertifizierten Apotheke, einem zertifizierten Lifestyle-Center und lassen ihren Blutzucker messen. Die gemessenen Werte werden anonymisiert (aber versehen mit Alter, Beruf, Geschlecht) weitergeleitet und ausgewertet – auch eine hohe technische Herausforderung für die entsprechenden Firmen. Aus diesen Daten wird dann auf Landkreisebene der „Deutsche Diabetes-Atlas" erstellt. Sicher ist das ein Mega-Projekt, aber eines, das die gemeinsame Anstrengung der Messgeräteindustrie, der Ärzte, der Apotheker lohnt.

Endlich gibt es dann eine vernünftige Grundlage, aus der ersichtlich wird, wo die präventiven Maßnahmen am dringlichsten sind – danach können dann die Projekte viel präziser ausgesteuert werden, als es jetzt möglich ist. Dann wird sofort klar, wo die Kinderköche hin müssen, wo Schulrestaurants, wo Spielplätze nötig sind. Und es kann jeder einzelne dann sein persönliches Diabetes-Risiko abschätzen und rechtzeitig präventiv tätig werden. Und wer sich

Aktienten statt Patienten

nicht messen lassen will? Der verliert seinen Anspruch auf Leistungen, wenn der Diabetes tatsächlich ausbricht.

Essen: Das Deutsche Diabetes-Siegel

Was darf der Diabetiker essen, was nicht? Eine der schwierigsten Fragen. Professor Martin erklärt es so: „Es ist wie mit einem Medikament, es ist alles eine Frage der Dosierung. Ist es zu wenig, wirkt's nicht. Ist es zu viel, bringt es die Menschen um". Die Präventiv-Stiftung könnte ein Programm entwickeln, in das der Diabetiker eingibt, was er zu sich nimmt. Der Rechner gleicht das mit dem ab, was das Lifestyle-Ziel des Betroffenen ist – und sagt ihm dann, wie in diesem Zusammenhang das Nahrungsmittel wirkt. Dann kann das berühmte Stückchen Kuchen, was an sich nicht schlimm wäre, genau das sein, was den Zuckerwert in den roten Bereich drängt.

Damit dieses System aber funktioniert, muss auf den Packungen etwas stehen, was so noch nicht drauf steht. Nämlich wieviel Vitalstoffe etwas enthält, wieviel gute, wieviel schlechte Fette und Kohlenhydrate, wieviele nützliche Kohlenhydrate in kcal – und das Ganze vielleicht immer auf 100 Gramm bezogen, so dass die entsprechenden Werte leicht in den Rechner eingegeben werden können. Oder in ein mobiles Gerät beim Einkaufen, das automatisch „Halt" sagt, wenn bestimmte Werte überschritten sind. Dies ginge sogar automatisch, wenn es Handys mit Scannerfunktion gäbe.

Laufen: Das Deutsche Diabetes-Abzeichen

Es gibt das Deutsche Sportabzeichen. Künftig gibt's das Deutsche Diabetes-Abzeichen. Das erhält, wer in seiner Altersklasse innerhalb von drei Monaten eine bestimmte kontinuierliche Ausdauerleistung erbringt, etwa in der Woche zwei Stunden Nordic Walking absolviert, eine Stunde joggt, 30 Minuten schwimmt. Ein weiterentwickelter Schrittzähler, ein „Bewegungsmelder", lässt sich auf die einzelnen Sportarten einstellen, er registriert automatisch die unterschiedlichen Bewegungen, rechnet alles zusammen und füttert ein sogenanntes Präventionskonto.

Das Präventionskonto wird in der ersten Ausbaustufe im wesentlichen die Bewegungsaktivitäten registrieren – und sie mit vorgegebenen Zielwerten vergleichen. In einer zweiten Stufe lassen sich dann auch die Essenswerte mit eingeben, und das Ganze wird mit kontinuierlichen Messdaten, etwa des Blutzuckers, angereichert, so dass eine permanente Handlungsoption besteht, sozusagen der Idealfall einer messgesteuerten Prävention.

Prof. Martin: Aktueller denn je!

Aus dem Vorwort der Auflage von 2005 stammt schon die Forderung von Prof. Martin, die ich hier gerne wiederhole, weil sie aktueller denn je ist: „Auf die Tagesordnung gehört vergleichbar der Tabaksteuer eine Steuer auf alles, was Inaktivität fördert: TV-Unternehmen, Computerspiel-Industrie, Internetprovider". Und auch auf Fastfood und Süßigkeiten, ergänzte er neulich.

Wer soll das bezahlen? Ist schon bezahlt!

Gute Projekte, notwendige Projekte. Aber wo kommt das Geld her? Professor Martin fordert in seinem Vorwort eine „Inaktivitätssteuer" – eine Idee, die mich sofort fasziniert hat. Jedenfalls solange, bis ich mir die deutsche Steuersystematik erklären ließ. Danach darf es keine zweckgebundenen Steuern geben. Das ist ja auch der Grund dafür, dass die 14 Milliarden Euro aus der Tabaksteuer für alles mögliche verwendet werden, nur nicht für massive Stopp-Smoking-Maßnahmen (ein Schelm, wer fragt, warum).

Außerdem sind neue Steuern aus gutem Grund äußerst unpopulär. Wir liegen in Deutschland eh schon über der Schmerzgrenze. Trotzdem, ein kurzer Blick darauf. Zwei Arten bieten sich an: eine auf die Inaktivität, eine auf die kalorienreichen Nahrungsmittel. Letzteres wird unter dem populären Namen „Fat Tax" schon seit längerem in England und anderen Staaten diskutiert. Doch an der Diskussion merke ich, wie der Teufel im Detail steckt. Natürlich weiß jeder, dass zuviel Fett, zuviel Süßes (denken Sie daran: früher zwei, heute fast 40 Kilo Zucker pro Person im Jahr) die Hauptursache für die Diabetes-Explosion sind. Doch wie daraus den Nachweis führen, dass eine Flasche Cola, dass ein Hamburger kausal damit etwas zu tun haben? Das wäre Voraussetzung für eine Besteuerung.

Burger-Tod Aber da müßte schon einer beim ersten Bissen in den Burger sofort tot umfallen, damit die Industrie so eine Steuer klaglos akzeptiert. Da das nicht so ist, wird sie ganze Heerscharen von Anwälten und Gutachern losschicken, um die Steuer zu Fall zu bringen.

Genauso ist es mit der Inaktivität. Auch da weiß jeder Experte, dass die zunehmende Sucht, vor irgendwelchen Bildschirmen zu sitzen, vor TV, vor PCs mit Spielen, vor dem Internet, vor Bilder-Handys dazu führt, dass sich immer weniger bewegt wird. Im zuckerfetten Amerika treiben gerade noch 20 Prozent der Jugendlichen Sport – vor 30 Jahren, als es noch viel weniger elektronische Medien gab, waren es doppelt so viele.

Ich schlage eine neue Promilleregelung vor. Sie liegt etwas höher als die Ihnen bekannte, nicht bei 0,5, sondern bei einem Promille. Soviel möchte die Präventiv-Stiftung Lifestyle-Diabetes gerne von folgenden, bereits getätigten Einnahmen haben:

Pflegeversicherung: 16 Milliarden; gäbe 16 Millionen für die Stiftung
Grund: Vorsorgen ist besser als Versorgen

Tabaksteuer: 14 Milliarden; gäbe 14 Millionen für die Stiftung
Grund: Rauchende Diabetiker sind besonders gefährdet

Kfz-Steuer: 8 Milliarden; gäbe 8 Millionen für die Stiftung
Grund: Förderung der gesunden Mobilität

TV-Gebühren: 7 Milliarden; gäbe 7 Millionen für die Stiftung
Grund: Fernsehen fördert die Trägheit

Unterm Strich kämen dabei rund 45 Millionen Euro zustande. Sie würden ausreichen, um die vorher skizzierten Projekte von „Zehn mal 100" anzuschieben und die langfristigen Maßnahmen in Angriff zu nehmen.

Natürlich wird das Geld nicht sofort und kampflos fließen, deshalb kümmert sich die Stiftung auch um weitere Mittel. Die können von Unternehmen und Einrichtungen, die von den Aktivitäten profitieren können, kommen. Das sind Krankenversicherungen, Pharmafirmen, Sportartikler, Fast-Food- und Süßwaren-Hersteller (im Weigerungsfall lässt sich hier immer wieder die Keule „Sweet Fat Tax" schwingen), Privat-Fernsehsender/Internet-Provider und Hersteller von PC-Spielen (vielleicht fallen uns sonst doch noch einige gute Argumente für eine „Inaktivitätssteuer" ein).

Auch Hersteller guter Lebensmittel, die das Deutsche Diabetes-Siegel tragen, bezahlen Lizenz-Gebühren. Gerade auf dem Lizenz-Sektor sind noch viele Einnahmequellen denkbar.

Was wird´s bringen? Mehr, als es kostet

Natürlich sind die rund 50 Millionen Euro, die ich zuammenbringen möchte, eine Menge Geld. Aber es ist gut angelegt. Wenn Firmen investieren, dann machen sie vorher eine Kosten-Nutzen-Rechnung. Die stellen wir jetzt auch einmal auf. Dann kommt heraus, dass die jährlichen 50 Millionen schon wieder „drin" sind, wenn 25 000 Lifestyle-Diabetiker den medikamentenfreien Weg schaffen. Packen es 300 000, wird gar mehr als eine halbe Milliarde Euro „verdient" (600 Millionen minus 50 Millionen). Wie wird das gerechnet? Einfach, indem ich für jeden 2er-Diabetiker, der behandelt werden muss, rund 2000 Euro im Jahr ansetze.

Solche Rechnungen sind unmoralisch, werden Sie jetzt sagen, es geht doch um Menschen, um Schmerzen, um Hoffnung. Natürlich haben Sie recht. Aber ich lese viele medizinische Zeitschriften, und da sind solche Rechnungen gang und gäbe.

Aktienten statt Patienten

Erster kleiner Erfolg: Stiftung gegründet

Große Visionen, große Pläne, die ich da entwickelt habe. Was ist daraus geworden? Natürlich kaum etwas, da der Leidensdruck durch die Epidemie Diabetes noch nicht groß genug ist. Das wird so lange anhalten, wie die explodierenden Ausgaben durch immer neue Beitrags-, Steuererhöhungen ausgeglichen werden können. Aber schon in naher Zukunft wird nicht zuletzt demographisch bedingt dieses System zusammenbrechen – und dann haben meine Pläne eine realistische Chance der Realisierung.

Aber halt, einen kleinen Erfolg gab es immerhin: Ich gab den Anstoß zur Gründung der Stiftung „Motivation zur Lebensstil-Änderung – Chance bei Diabetes in der Deutschen Diabetes-Stiftung". Kuratoriumsvorsitzender dieser Stiftung ist Professor Dr. Stephan Martin, Ärztlicher Direktor des Westdeutschen Diabetes- und Gesundheitszentrums an der Sana-Klinik Düsseldorf/Gerresheim.

Genauso wie bei der Lauber-Methode steht auch bei dieser Stiftung die Eigeninitiative im Mittelpunkt. Zwei Broschüren zu genau diesem Thema hat die Stiftung mittlerweile herausgebracht: „Neustart Diabetes" und „Zucker? Sie können ihn zähmen! Das 60-Tage-Programm für Typ-2-Diabetiker". Die letztgenannte Broschüre habe ich erarbeitet.

„Warum kaufen Sie nicht bei Aldi?"

„Weil es nicht meine Welt ist", lautet meine Antwort auf diese Frage, die mir in fast jedem Vortrag gestellt wird. Böse Blicke treffen mich dann. Aldi ist Kult, und zwar Kult für alle, so wie der Käfer in den 50er Jahren. Wer zu Aldi geht, gehört zur Wertegemeinschaft. Aldi vermittelt Sicherheit, gibt Wärme.

Und ich schließe mich aus. Verzichte freiwillig auf Nähe, mache mich zum Außenseiter. Natürlich übertreibe ich jetzt. Aber was mir auffällt, ist ein ideologischer Kern in der gesamten Diskussion. Natürlich redet kein Mensch über „Wärme", über „Gemeinschaft". Jeder erzählt mir von den günstigen Preisen. Und da sind wir beim Kern: Diese fast schon manische Sucht der Deutschen nach dem Discount.

„Geiz ist geil", dieser leider so treffende Werbeslogan (der einfach eine Zeit lang den Zeitgeist exzellent auf den Punkt gebracht hat) beschreibt trefflich das Einkaufsverhalten eines ganzen Landes. Nun ist sicher nichts dagegen einzuwenden, dass die Leute günstig einkaufen wollen, aber diese gnadenlose Schnäppchenjagd, dieses permanente Hinterherhecheln nach Sonderangeboten hinterlässt natürlich auch brutale Folgen für die Art der Lebens-Mittel.

Wo geht´s hier zum Streuobst?

Wenn sich immer mehr der triste Einheitslook der Aldi´s und Lidl´s mit den standardisierten Angeboten durchsetzt, dann hat das auch Auswirkungen auf die Qualität im Sinne der Vitalität, auf die Vielfalt (warum gibt es kaum irgendwo die sensationell guten Streuobst-Äpfel?) der Lebens-Mittel. Wo nur noch ein paar Große den Ton angeben, hat der kleinere Laden mit seinen spezialisierten regionalen Produkten (wie etwa Hieber in meiner Heimatstadt Lörrach mit Fleisch aus dem Schwarzwald) bald keine Luft zum Atmen mehr. Folgerichtig berichten mir immer mehr Leser, dass sie auf dem Land kaum frische, gute Produkte bekommen. Nun wird mir eingewandt, in Frankreich gibt´s noch viel größere Supermärkte. Ja, aber das sind Märkte, wo auch etliches super ist, beispielsweise die Fischtheken, mit frischen Austern, Rotbarben, Doraden, dass mir die Tränen kommen, wenn ich es mit Deutschland vergleiche. Dazu gibt´s in Frankreich noch im kleinsten Dorf ausgezeichnete Metzgereien, hervorragende Bäcker, wo die Leute auch hingehen und kaufen.

Frank reich! Ja sind die Franzosen denn so viel reicher als wir? Natürlich nicht, aber sie haben einen entscheidenden Vorteil: Sie geben fast viermal so viel für das Essen aus wie die Deutschen, hat

Aktienten statt Patienten

Freie Bauern statt Discount-Multis

Wie das alles miteinander zusammenhängt, hat brillant der Ravensburger Autor Wolfram Frommlet in einem Beitrag für das Heft „Schwäbische Heimat" beschrieben:

„So wie mit den Kaffee,- Baumwoll- und Bananenpflanzern von United Fruit umgegangen wird, wird mit den Oliven- und Weinbauern in Südeuropa, den Obst-, den Milch-, den Getreidebauern bei uns umgegangen – Müller Milch, Aldi, Lidl, Metro oder WalMart. Der Feind ist, was über Generation Heimat war – sozialverträgliche, der Region angepasste Landkultur, das kleine, das mittelständische Familienunternehmen, weil es keinen Gewinn bringt, weil es renitent sein könnte gegen den erzwungenen Fortschritt, weil es zu viel Diskussionen braucht.

Bauern-Sterben, Höfe-Sterben, Zerschlagung von genetischer Vielfalt – es stirbt mit der Heimat die alte Form der Kommunität, der Gemeinschaft – jeder gegen jeden. Überlebenskampf. Heimat als Vielfalt, als tradiertes Wissen, das getauscht und vererbt wird? Historie.

1949 gab es in der alten BRD 1,6 Millionen Höfe, heute sind es im vereinigten Deutschland kaum über 500 000. Was an Heimat ist da vernichtet worden, während Feldkreuze archiviert und christliche Familienwerte beschworen werden?"

Jetzt wissen Sie, wo mein Problem mit Lidl & Co. liegt. Mir geht es um Werte, denen geht es um Macht. Macht, um möglichst billige Einkaufspreise für Lebens-Mittel auf Kosten der Produzenten durchzudrücken. Und weil dadurch zwangsläufig auch die Qualität der Nahrung sinken muss, geht es letztendlich auch auf Kosten der Konsumenten. Denn was der Einzelne bei Lidl & Co. „spart", kommt später zu einem Teil auf die Solidargemeinschaft in Form höherer Gesundheitskosten zurück.

Aktienten statt Patienten

> Wie es anders gehen könnte, zeigen unsere westlichen Nachbarn. In Frankreich gibt es zwar auch riesige Supermärkte. Aber die haben beispielsweise ein Fischangebot, das bei uns nicht einmal Spezialgeschäfte haben. Und (noch) gibt es überall kleine Metzgereien und Bäcker, die noch selbst backen.

das Statistische Bundesamt vorgerechnet. Gerade mal zehn Prozent des Haushaltseinkommens der Häuslebauer und Auto-Narren fließen in Lebensmittel, kein Wunder, dass es Bio-Produkte hierzulande (ganz im Gegensatz zur Schweiz, zu Österreich) lange so schwer hatten. Die kalte Wut kommt mir hoch, wenn ich sehe, wie die aufgebretzelte BMW X5-Fahrerin auf dem Lörracher Wochenmarkt um den Preis für den wunderbar kleinen Feldsalat feilscht – und es dann von der Bauersfrau, die morgens um sechs auf dem Feld war und jetzt in der Kälte sitzt, auch noch billiger kriegt. Ein gutes Produkt hat seinen Preis, und dieser Preis muss bezahlt werden!

Herzenssache Was hat das alles mit „Fit wie ein Diabetiker" zu tun? Sehr viel. Meine Methode fängt im Kopf an und wird im Herzen umgesetzt. Im Kopf entscheiden wir uns für einen bewussten Umgang mit dem eigenen Körper, sehen den Diabetes als Signal für eine Trendumkehr, für einen spielerischen Umgang mit Messen, Essen und Laufen. Nachhaltig wird diese Trendumkehr aber nur sein, wenn Sie, als potentieller Diabetiker, mit dem Herzen dabei sind. Nur wenn Sie die Liebe zum echten Produkt entdecken, haben Sie langfristig eine Chance.

Gehen Sie einmal auf Ihren eigenen Markt in der Umgebung – und machen Sie Entdeckungen, wie ich sie kürzlich auf dem Viktualienmarkt gemacht habe beim Stand vom St. Michaelshof, einem Demeter-Gut aus dem Allgäu. Freuen Sie sich darüber, dass Ihnen die Verkäuferin erklärt, dass diese eigengezüchtete gelbe Rübe besonders viele Lichtteile eingefangen hat (glauben müssen Sie´s ja nicht). Aber dann beißen Sie mal rein, Sie werden alle abgepackten Möhren in hohem Bogen zum Fenster rauswerfen. Wenn Sie dann noch am verlängerten Wochenende statt im 80-Kilometer-Stau zu stehen, mit dem Fahrrad zum nächsten Biohof fahren, dann habe ich gewonnen – und Sie den entscheidenden Schritt zu einem lang anhaltenden Sieg über den Diabetes getan. Dann haben Sie die Lauber-Methode verstanden. Sie ist keine schlichte Diät (auch wenn die empfohlenen Produkte natürlich genau zur Diabetes-Prävention passen), sie gibt Ihnen vielmehr die Bausteine für einen erfolgreichen eigenverantwortlichen Umgang mit dem Diabetes 2.

Schöner Schluss

Das Paradies hat einen Namen: Roussillon, südlich von Lyon an der Rhone. Keine zehntausend Einwohner, kein mittelalterlicher Stadtkern, nichts Aufregendes; doch, ein Markt. Aber was für einer: doppelt so groß wie ein großer deutscher Markt mit Bauern aus der Umgebung, mit selbstgebackenem Brot, mit herrlichem Rohmilchkäse, mit preiswertem Obst und Gemüse in Hülle und Fülle, mit frischem Fisch, mit selbstgeschlachtetem Fleisch, und mit dem Enkelkind, das mit dem Opa da ist und das ein schwarz-weiß geflecktes Kätzchen verkauft. Und was ist daran Paradies? Die Öffnungszeit, Sonntagmorgen drängeln sich die Leute, die Stadt ist voll von glücklichen Käufern mit ihren grünen Tüten. Während Deutschland schläft, wird Frankreich Schlaraffenland.

Träume

Vielleicht habe ich das ein wenig zu euphorisch gesehen, zu verklärend. Auch in Frankreich schreitet die „Aldisierung" mächtig voran, müssen sich die kleinen Geschäfte wehren. Aber Träume sind wichtig, sie sind unsere einzige Zukunft, wenn wir der Welt, die wir aus den Fugen gebracht haben, wieder eine Perspektive geben wollen. Auch wer am Beginn seines Weges steht, um den „Zucker" langfristig ohne Medikamente zu besiegen, braucht eines: Einen Traum.

Informationen

Informationen

Eine sehr subjekte Auswahl guter Lebens-Mittel, guter Gasthäuser. Alle Genannten kenne ich persönlich, und die Liste dient dazu, Lust auf eigene Entdeckungen zu machen. Noch etwas: Keiner der Genannten musste etwas für das Nennen bezahlen.

Bio-Produkte

Als ich anfing, meine Diabetes-Bücher zu schreiben, habe ich manchmal Bio-Produkte gekauft. Heute kaufe ich bei Gemüse und Obst fast nur ökologische Ware – und soweit es geht Produkte, die nach den demeter-Richtlinien hergestellt werden. Festgelegt wurden diese Richtlinien für den sogenannten biologisch-dynamischen Landbau bereits Ende 1920 – somit ist demeter quasi die älteste Keimzelle der ökologischen Landwirtschaft. Zwei Dinge geben für mich den Ausschlag für demeter: eine herausragende Qualität der Produkte und ein überragender Geschmack.

Allerdings sind die Herstellungskosten für diese Lebens-Mittel (hier stimmt die Bezeichnung wirklich) höher, so dass viele Höfe nicht einzelnen Bauern gehören, sondern Unternehmern, die ihr Geld mit anderen Dingen verdienen (etwa der Produktion von Zucker). Wie auch immer, gerade für den sensiblen Diabetes-Stoffwechsel sind diese Produkte hervorragend.

Zwei Betriebe möchte ich empfehlen, bei denen ich selbst regelmäßig einkaufe: das Gut Bollheim aus der Nähe von Köln, das seine Produkte neben einem Hofladen am Mittwoch und Samstag auf dem Rudolfplatz in Köln verkauft. Und natürlich meinen Freund „Jogi", wie Jürgen Reinhard liebevoll genannt wird. Denn er hat in meiner badischen Heimat etwas Wunderbares aufgebaut, eine prächtig funktionierende Biogärtnerei. Zwar nicht nach demeter-Richtlinien, sondern „Bioland", dafür ist es auch sein eigener Betrieb und sogar den verwöhnten Baslern verkauft er sein wunderbares Biogemüse. In 2009 hat er sogar endlich sein mir gegebenes Versprechen wahr gemacht, Erbsen anzubauen. Das ist nicht ganz einfach, weshalb es kaum einer macht, aber sie schmecken prächtig. Danke Jogi!

Informationen

Brot

Ein kleines Wunder ist die Hofpfisterei. Der Betrieb verarbeitet für seine Natursauerteigbrote ausschließlich ökologische Rohstoffe, und die meistens aus Bayern. Und die Hofpfisterei schafft es, ihre tollen Produkte nicht nur an die Ökogemeinde, sondern an alle zu verkaufen. Dafür sorgen auch die über 150 Verkaufsstellen, in denen bodenständige Mitarbeiter flink und freundlich bedienen. Und auch wenn es derzeit wenige interessiert, wichtig ist's trotzdem: Ein Zwei-Kilo-Laib aus der Hofpfisterei hält vier Quadratmeter frei von Agrochemikalien.
www.hofpfisterei.de und Telefon 089/5202-0

Die Mühlenbäckerei Fritz backt das „Brot der Essener" mit Roggensprossen. Durch den Keimprozess erhöht sich die Proteinqualität, und das Brot wird bekömmlicher. Auch setzt das Keimen die für Diabetiker wichtigen Mineralstoffe frei, so dass sie besser vom Körper aufgenommen werden können.

Fleisch

Ein Bilderbuch-Metzger ist Martin Senn, Inhaber der gleichnamigen Landmetzgerei in der Nähe von Basel. Er schlachtet selbst, wurstet selbst, und die Tiere stammen oft von kleinen Höfen aus dem Schwarzwald.
Landmetzgerei Senn,
Hauptstraße 28, 79591 Eimeldingen, Telefon 07621/62598

Gasthaus

Ich bin ein „Fischverrückter". Deshalb hier zwei Fischrestaurants, die mir am Herzen liegen:

Zum einen das Restaurant Gottfried in Moos bei Radolfzell. Den Inhaber und Koch habe ich kennengelernt, weil er meine Bücher verkauft, obwohl er keinen Zucker hat. Einfach, weil sie ihm gefallen. Bei ihm liefern die Fischer vom Bodensee ihre besten Fische ab – und er bereitet sie schonend-raffiniert zu. Seine Frau Gerlinde leitet freundlichst den Service.
Gottfried, Böhringer Straße 1, 78345 Moos, Telefon 07732/92420

Informationen

Nicht weit von Moos liegt direkt am See (etwas ganz Besonderes!) die Seehalde. Dort kocht Markus Gruler eine schnörkellose Küche mit besten Produkten der Region. Da er selbst fischt, ein Fan der wilden Kräuter ist, genießen Sie hier eine Diabetes-Küche, ohne jemals an Diabetes zu denken. Bruder Thomas leitet in diesem angenehmen Familienbetrieb den Service.

Seehalde, Maurach 1, 88 690 Birnau-Maurach, Telefon 075 56/9 22 10

Wäre der Landgasthof Adler leichter zu erreichen, würde ich mindestens einmal im Monat herkommen. Hier stimmt einfach alles: die raffiniert-bodenständige Küche des Josef Bauer, der seit über 30 Jahren am Herd steht; der liebenswürdige Service durch seine Frau Marie-Louise; die kluge Weinkarte mit vielen großen Gewächsen aus Schwaben; die gekonnte Mischung aus modernem Design und altem Interieur. Ja, wenn es nur nicht so weit wäre, bis in die Gegend von Ellwangen. Aber dafür gibt es preisgünstige Zimmer in dem schönen Haus von 1717.

Landgasthof Adler,
Ellwanger Straße 15, 73 494 Rosenberg, Telefon 07967/513

Wein

Nur durchgegorene und damit gerade für Diabetiker extrem bekömmliche Weine stellt Hermann Dörflinger in seinem über 100-jährigen Familienbetrieb her. Besonders zu empfehlen die eleganten Gutedel und Silvaner sowie die exzellenten Grauburgunder. Ein gastliches Haus, das die Tropfen gerne probieren lässt.

Weingut Dörflinger,
Mühlenstraße 7, 79379 Müllheim, Telefon 07631/2207

Neben Hermann Dörflinger ist der Winzer Karlheinz Ruser aus meiner Heimatstadt Lörrach der zweite „Trockenkönig" des Markgräflerlandes. Probieren Sie einmal seinen Müller-Thurgau mit null Gramm Restzucker und gerade mal zehn Prozent Alkohol. Der ideale Diabetiker-Wein!

Weingut Ruser, Sodgasse 7, 79 539 Lörrach, Telefon 07621/49 620

Informationen

Wild

Nicht jedes Wild ist wild. Manches wird ganz zahm im Gehege großgezogen. Nicht so bei Hans Georg Rochow. Er kennt die Jäger, die ihm ihre besten Stücke bringen. Und er hat eine kleine, aber feine Auswahl an hervorragendem Geflügel, bestem Fleisch. Außerdem ist der herrlich altmodische Laden mit seinem freundlichen Personal allein schon den Besuch wert.

Wildhandlung „Gustav Brock" (Inhaber Hans Georg Rochow), Apostelnstraße 44, 50667 Köln, Telefon 0221/2578181

„Diabetes-Journal"

Die einzige Zeitschrift, die seit über 50 Jahren unabhängig und kompetent im Magazinstil über alle Facetten von Diabetes berichtet. Sehr viele praktische Ratgebertipps, aber auch (was angesichts der Kostenknappheit immer wichtiger wird) welche Auswirkungen die Gesundheitspolitik für den einzelnen Diabetiker hat.
Im Diabetes-Journal habe ich eine regelmäßige Kolumne.
Kirchheim-Verlag, Mainz, Einzelheft 3,70 Euro (Jahresabonnement 37,80 Euro), www.diabetes-journal.de

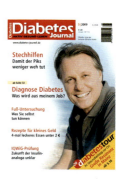

Umrechnungstabelle

mg/dl => mmol/l	mmol/l => mg/dl
40 ~ 2,2	2 ~ 36
50 ~ 2,8	3 ~ 54
60 ~ 3,3	4 ~ 72
70 ~ 3,9	5 ~ 90
80 ~ 4,4	6 ~ 108
90 ~ 5,0	7 ~ 126
100 ~ 5,6	8 ~ 144
120 ~ 6,7	9 ~ 162
140 ~ 7,8	10 ~ 180
160 ~ 8,9	11 ~ 198
180 ~ 10,0	12 ~ 218
200 ~ 11,1	13 ~ 234
220 ~ 12,2	14 ~ 252
240 ~ 13,3	15 ~ 273
260 ~ 14,4	16 ~ 288
280 ~ 15,5	17 ~ 306
300 ~ 16,7	18 ~ 324
350 ~ 19,4	19 ~ 342
400 ~ 22,2	20 ~ 364
450 ~ 25,0	25 ~ 450
Umrechnung: mg/dl x 0,056 = mmol/l	Umrechnung: mmol/l x 18,02 = mg/dl

Lauber-Produkte

„Schlemmen wie ein Diabetiker"

heißt mein zweites Buch im Kirchheim-Verlag. Darin stelle ich 100 Lebens-Mittel vor, die von ihren Vitaminen, ihren Spurenelementen und ihren glykämischen Indices her besonders geeignet für Lifestyle-Diabetiker sind. Dazu kommen 15 natürliche Zuckersenker wie etwa Aloe Vera oder Zimt, die von dem Düsseldorfer Stoffwechselforscher Professor Dr. Hubert Kolb auf ihre Wirksamkeit analysiert worden sind – eine wissenschaftliche Pioniertat. Aus den Lebens-Mitteln und Zuckersenkern habe ich dann 50 saisonale Rezepte entwickelt. „Natural Functional Food" nenne ich diesen neuen Ernährungsansatz. Schlemmen wie ein Diabetiker, Kirchheim-Verlag, 2. Aufl. 2009, 160 Seiten, Hardcover, 19,90 Euro, ISBN 978-3-87409-463-4, www.kirchheim-buchshop.de

Schönkost

„Schönheit lässt sich essen", schrieb eine Journalistin über mein jüngstes Buch. Über ein Jahr habe ich daran gearbeitet, habe alles reingepackt, was ich über Ernährung gelernt habe. Zwar kommt das Wort „Diabetes" nicht vor, aber alles, was darin steht, ist natürlich auch für Diabetiker prächtig geeignet. Es ist mit 256 Seiten ein ernährungsphysiologisches Grundlagenwerk geworden, aber eines, das viele wunderbare Facetten enthält, etwa ein Kapitel über „Natürliche Liebesstoffe". „Schönkost", Kirchheim-Verlag, 2008, 256 Seiten, Hardcover, 29,80 Euro, ISBN 978-3-87409-451-1, www.kirchheim-buchshop.de

Das Lauber-Lebensmittel: BK plus

Bockshornkleesamen (deshalb BK) ist der Hauptbestandteil eines Lebens-Mittels, das ich zusammen mit der Münchner Klösterl-Apotheke entwickelt habe. Neben dem auch im Curry vorkommenden Bockshornklee enthält BK plus gemahlene Blätter und Wurzeln der Brennessel, Grüntee-Extrakte und pulverisierte Löwenzahnwurzel.

Empfohlen wird BK plus für einen ausgeglichenen Stoffwechsel. Auch für Diabetiker geeignet. Informationen unter www.lauber-methode.de

Lauber-Produkte

Weitere Informationen finden Sie unter

www.lauber-methode.de

Viel Erfolg mit der Lauber-Methode wünscht Ihnen

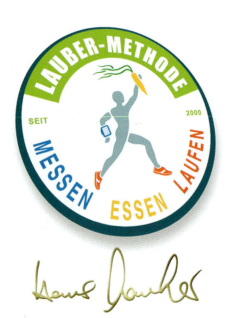